实用乳腺超声疾病诊断

刘 伟 著

汕頭大學出版社

图书在版编目（CIP）数据

实用乳腺超声疾病诊断 / 刘伟著. -- 汕头 : 汕头
大学出版社，2021.8
ISBN 978-7-5658-4427-0

Ⅰ. ①实… Ⅱ. ①刘… Ⅲ. ①乳房疾病－超声波诊断
Ⅳ. ①R655.804

中国版本图书馆CIP数据核字(2021)第165285号

实用乳腺超声疾病诊断

SHIYONG RUXIAN CHAOSHENG JIBING ZHENDUAN

作　　者：刘　伟
责任编辑：汪艳蕾
责任技编：黄东生
封面设计：瑞天书刊
出版发行：汕头大学出版社
　　　　　广东省汕头市大学路 243 号汕头大学校园内　　邮政编码：515063
电　　话：0754-82904613
印　　刷：廊坊市海涛印刷有限公司
开　　本：710 mm×1000 mm　1/16
印　　张：12
字　　数：180 千字
版　　次：2021 年 8 月第 1 版
印　　次：2023 年 1 月第 1 次印刷
定　　价：128.00 元
ISBN 978-7-5658-4427-0

前　言

　　乳腺疾病是全球女性的常见病与多发病，它包括乳腺良性病变与恶性肿瘤，两者关系密切。随着生活环境、生活方式和膳食结构的变化，乳腺疾病的发病率明显上升，尤其是乳腺癌已占女性恶性肿瘤的 25%～30%。在我国，乳腺癌发病率已超过宫颈癌，跃居女性恶性肿瘤的首位，并趋向于低龄化与扩大化。乳腺增生，本质上虽非炎症也非肿瘤，但临床的重要性在于其连续渐进的演变过程，发生癌变的概率比健康女性高 1.30～2.69 倍。为此，世界卫生组织在 21 世纪初做出了"提前干预乳腺增生"的战略决策，备受世界各国警醒。

　　目前，虽然乳腺疾病发生原因尚未完全明确，但由于对乳腺疾病生物学行为认识的不断深入，在诊断、治疗与预防方面正发生前所未有的转变，强调早期诊断和多学科个性化的综合治疗模式，已成为专家共识。

　　超声成像的检查方式从最初的经体表检查发展到各种经体腔检查，如经食管超声、血管内超声、心腔内超声、经阴道超声、经直肠超声，拓宽了超声显像的应用范围，增加了其应用价值。由于触诊诊断乳腺癌的准确性较差，人们很自然地将目光转向了超声检查。超声检查在乳腺疾病诊疗上目前不仅仅作为一种影像诊断工具，而且正迅速向介入性治疗方向发展，已成为一种有效诊疗手段。

目　录

第一章　超声诊断物理学基础 1
　　第一节　超声波的物理学特性 1
　　第二节　超声波对人体组织的作用 5
　　第三节　超声波成像原理 9
　　第四节　超声多普勒技术 13
　　第五节　超声显像技术的安全性 15
第二章　超声扫查技术和图像分析 18
　　第一节　超声扫查技术 18
　　第二节　超声显像的基本表现 23
　　第三节　超声扫查常见伪差 25
第三章　超声诊断程序及原则 30
　　第一节　超声诊断程序 30
　　第二节　超声诊断原则 32
　　第三节　疑难病首诊一次诊断病例 35
第四章　乳腺超声检查 64
　　第一节　超声检查的特点 64
　　第二节　检查医师的心理准备 64
　　第三节　检查仪器的准备 65
　　第四节　扫查方法 66
　　第五节　图像的表示方法 68
　　第六节　乳房肿瘤的表现与描述用语 71
　　第七节　检查报告 78
　　第八节　乳腺癌的检查 80
　　第九节　诊断程序 81

第五章　正常乳腺超声检查..82

　　第一节　正常乳房..82

　　第二节　妊娠、哺乳期乳房.. 87

第六章　良性疾病超声检查..89

　　第一节　囊肿..89

　　第二节　乳腺症..95

　　第三节　纤维腺瘤..98

　　第四节　分叶状肿瘤..104

　　第五节　错构瘤..107

　　第六节　导管内乳头状瘤.. 109

　　第七节　导管腺瘤..113

　　第八节　乳腺纤维腺病..115

　　第九节　乳腺炎..117

　　第十节　男性乳腺发育症.. 120

　　第十一节　妊娠期、哺乳期的乳腺疾病............................ 122

　　第十二节　乳房异物..124

　　第十三节　乳腺外的良性疾病.. 127

第七章　恶性肿瘤超声检查..132

　　第一节　乳腺癌..132

　　第二节　乳头状管状腺癌.. 133

　　第三节　实性管状腺癌..137

　　第四节　硬癌..142

　　第五节　黏液癌..145

　　第六节　浸润性小叶癌..149

　　第七节　非浸润性导管癌.. 152

　　第八节　炎性乳腺癌..159

　　第九节　男性乳腺癌..161

　　第十节　乳腺癌的其他表现.. 163

　　第十一节　恶性淋巴瘤.. 169

第八章　乳腺所属淋巴结的超声检查 171

　第一节　乳腺所属淋巴结的分类 171

　第二节　乳腺所属淋巴结的检查方法 172

第一章 超声诊断物理学基础

第一节 超声波的物理学特性

一、超声波的物理学特性

超声波是频率超过人耳听觉上限（20kHz）的一种振动波，是人耳听不见的声波。超声波和声波本质是一致的，都是一种机械振动，属机械能，可在弹性介质中以固有的速度传播。超声波在固体中的振动状态有纵波、横波和表面波3种。纵波只能在液体和气体中传播。医学诊断中应用的是超声波的纵波。

超声波有3种物理量，即波长（λ）、频率（f）、声速（c）。下式可表达这三者之间的关系：

$$\lambda = c/f$$

超声波在弹性介质中传播时，在机械能量的作用下，介质产生压缩、稀疏区的过程，压缩区加稀疏区的长度就是波长，即超声波是在传播过程中介质的两个相邻和振动周期相同的质点间的距离。其物理量在医学诊断上以毫米（mm）表达。超声波在介质中的传播速度就是声速。声速的快慢与介质的弹性成正比，与介质的密度成反比，其物理量以 m/s 表示。在医学诊断中，超声波在人体组织中的平均传播速度按 1500m/s 或 1540m/s 计算。频率是超声波在单位时间内的振动次数，其物理量以赫兹（Hz）表达。

超声波在不同的介质中传播时波长、声速会发生不同变化：相同频率的超声波在不同的介质中传播时，因传播速度不同，其波长也不同；相同频率的超声波在不同介质中传播时，因介质的弹性和密度不同，声速也不同。

超声波和声波都是在弹性介质中传播的机械波，在同一介质中的传播速度相同，不同的是超声波频率高、波长短，接近于理想的直线传播，具有良好的束射性和方向性。超声波在介质中传播时，介质有一定的声阻抗（Z），介质的声阻抗等于其密度（ρ）与声速（c）的乘积（$Z=\rho \cdot c$）。如果两种介质的声阻抗（Z_1，Z_2）相同，超声波可以全部透射过两种介质的分界面。如果两种介质的声阻抗不同，一部分超声波在两种介质的分界面上产生反射，反射声能的大小取决于两种介质的声阻抗差别，声阻抗差别越大，反射的声能越大。一般可用声强反射系数 I_R 表达。其公式为：

$$I_R = \frac{(Z_2 - Z_1)^2}{Z_2 + Z_1}$$

当反射角和入射角相同，超声波垂直入射时，在介质声阻抗差别相同的情况下，用同一超声探头能接收到最大的反射声强。两种介质的声阻抗不同，即超声波传播的声速不同，因传播速度有差别，在分界面上还可以产生折射，即超声波从第一种介质传播到第二种介质时，超声波入射角度发生了改变，这种改变了的角度称为折射角。折射角的大小决定了声速的比值，其公式为：

$$\frac{入射角 \sin\theta}{折射角 \sin\theta} = \frac{c_1}{c_2}$$

人体各种组织及空气、水的声阻抗值从大到小顺序为：骨骼＞肌肉＞肝、脾＞血液、肾＞乳腺＞水（20℃）＞脂肪＞肺＞空气。人体软组织的平均声阻抗值比肝略小，比肾略大。

超声波在弹性介质中传播时，弹性介质中充满超声能量的空间区域称为超声场。超声场可分为两部分，即近场和远场。近探头处的超声束呈狭窄圆柱形，其直径略小于探头压电晶片的直径，此区域称为近场。在探头的远区，超声波束扩散变宽为远场。超声探头发射的超声波束呈狭窄的圆柱形，其横向分辨力高，但近场的声强分布不均，远场的超声波束扩散，横向分辨力下降，声强逐渐减小但比较集中。近场还存在旁瓣问题可造成伪差。但只要探头的设计使半扩散角足够小，当探头的压电晶片的半径 $\geq 8\lambda$ 时，指向性最好。因为近场指向性和横向分辨力好，超声显像诊断主要利用近场区域。

当超声波传播经过声阻抗不同的介质时，若其声阻抗差＞0.1%就可发生反射，人体组织器官反射的超声波（界面反射）经过超声仪处理形成图像，就是超声成像的物理学原理。人体的不同组织具有不同的声阻抗，即人体自体表至体内深层组织为众多连续界面，这样便产生了众多的界面反射，当声束扫描时，便可获得一幅幅超声断层图像。界面反射的强弱即回声的强弱与介质之间的声阻抗差的大小有关，声阻抗差越大，反射越强。如胆囊结石，结石与胆汁声阻抗差较大，结石则为强回声。气体和软组织、骨和软组织之间声阻抗差更大，因而体内含气的器官，如肺和胃肠以及骨骼则呈现很强的反射，其深部结构不能显示，所以超声显像不能检查肺和骨骼。

超声波在介质中传播时，其能量随传播距离增加而减弱的现象称为衰减。人体内不同组织和物质的衰减特性不同，超声波经过液体时，几乎不衰减，经过胃、结石和气体时则有明显的衰减。病灶的衰减特性也不相同，一些含纤维结缔组织较多的病灶或某些恶性肿瘤组织衰减较为明显。衰减最为明显的可显示为"声影"，如胆囊结石后方的声影。

二、声源、声束和分辨率

1. 声源（sound source）

能产生超声波的物体称为声源。超声波换能器即为超声声源，也就是一般所说的探头，其通常采用压电陶瓷（钛酸钡、锆钛酸钡及钛酸铅等）、压电有机材料（PVDF、PVDF2）或混合压电材料（压电陶瓷和压电有机材料的混合物）组成。发射电脉冲后即可转发超声脉冲。

2. 声束（sound beam）

指从声源发出的超声波，通常在一定的立体角内做近似直线传播。声束的中心轴线名声轴（sound axis），它代表超声波传播的主方向。沿声轴做切面，声束两侧边缘之间距离即为束宽。在邻近探头的一段距离内，束宽几乎相等，称为近场区 Fresnel zone（near field），远方为远场区 Fraunhoffer zone（far field），声束逐渐扩散。近场区和远场区随探头频率和发射时的有效面积变化而改变。就超声显像而言，超声波在传播过程中波束一般较宽，故而常影响图像质量，因此，必须采用声束聚焦技术。

3. 分辨力（resolution power）

是超声显像中极为重要的技术指标，尤其是横向分辨力对图像质量影响最大。分辨力一般分为基本分辨力和图像分辨力两类。

4.基本分辨力

指在单一声束线上所测出的 2 个细小目标的能力，基本分辨力分为 3 种。

（1）轴向分辨力（Axial resolution）：指沿声束轴线方向分辨 2 个细小目标的能力。分辨力佳，轴向图像点细小、清晰。若用 3～3.5MHz 探头时，轴向分辨力在 1mm 左右。

（2）侧向分辨力（lateral resolution）：指在与声束轴垂直的平面上，在探头长轴方向的分辨力。声束越细侧向分辨力越好，其分辨力优劣受晶体形状、发射频率、聚焦效果及距离换能器远近等因素影响。在声束聚焦区内，3～3.5MHz 探头的侧向分辨力一般为 1.5～2.0mm。

（3）横向分辨力（transverse resolution）：指在与声束轴垂直的平面上，在探头短轴方向的分辨力（又称厚度分辨力）。不管何种类型，超声探头均有一定厚度。超声切面显像是一个较厚的切面上信息的叠加图像。横向分辨力是探头在横向方向上声束的宽度，其与探头的曲面聚焦及与探头的距离有关。横向分辨力越好（小），图像上反映组织器官的微细结构越清晰而真实。

5.图像分辨力

为构成整幅图像的目标分辨力，包括以下两种。

（1）细微分辨力：用以显示散射点的大小。细微分辨力与接收放大器通道数成正比。故先进的数字化超声诊断仪均采用 128 独立通道的发射与接收放大器，获得－20dB 的细小光点的细微声像图。

（2）对比分辨力：用以显示回声信号间的微细差别。一般在－40～－60dB。在采用数字扫描变换技术（DSC）后，可获得良好的对比分辨力。

6.多普勒超声分辨力

系指在多普勒超声技术中测定流向、流速等的分辨力，包括以下几种。

（1）多普勒侧向分辨力：是在与声束轴线垂直的平面上，在探头长轴方向上的分辨力。在聚焦区内，3MHz 探头应在 1.5～2mm，5MHz 探头应在 1～1.5mm。

（2）多普勒流速分布分辨力：指在声束轴线上，于距离选通门的取样区内，在瞬时内能对各种不同流速的同时处理能力。

（3）多普勒流向分辨力：指在声束轴线的距离取样区内，能敏感地显示血流方向的能力。有时在一瞬间，可同时存在两种相反方向的流向，在声谱图曲线上表现为同一时间零基线上下同时呈现的流速曲线。

（4）多普勒最低流速分辨力：指在脉冲式多普勒系统中能检测出最低流速的能力。在双功能超声仪中，这种低流速分辨力更为重要。一般 4～5MHz 多普勒超声低流速分辨力应为 3～10mm/s。

彩色多普勒分辨力。彩色多普勒血流显像（CDFI）是将心脏管腔内血流状态用彩色编码并完全叠加在实时灰阶声像图上。彩色多普勒分辨力分为以下两类：①空间分辨力。指彩色血流的边缘光滑程度及这种彩色血流能正确在人体血管管腔内显示的能力，还包括能同时正确地在空间清晰显示多条血管中的血流及流向、流速和血流状态的能力。②时间分辨力。指彩色多普勒血流显像能迅速地反映实时成像中不同彩色及彩色谱的能力。时间分辨力即反映心动周期中血流的不同位相的能力。

第二节　超声波对人体组织的作用

一、人体组织的声学参数

1.密度（ρ）

各种组织、器官的密度为重要声学参数中声特性阻抗的基本组成之一。密度的测定应在活体组织保持正常血液供应的情况下进行。密度的单位为克每平方厘米（g/cm^2）。

2.声速（c）

指超声波在介质中的传播速度，单位为米每秒（m/s）或毫米每微秒（mm/μs）。各种不同组织内声速不同：含固体成分多者声速最高；含纤维（主要为胶原纤维）成分多者声速次之；含水分较高的软组织声速较低；液体中的声速更低；气体中则声速最低。

3.声阻抗（acoustic impedance）

（Z）为密度与声速的乘积，单位为 g/（cm^2·s），其为超声诊断中最基本的物理量。超声显像图中各种回声均由声阻抗差产生。

4.界面（boundary）

两种声阻抗不同的物体相接在一起时，形成一个界面，界面小于超声波长时，称为小界面；界面大于超声波长时，称为大界面。成分复杂的病变经常有不同大小的界面混杂，在声像图上表现为强回声。均质体和无界面区，指在一个器官、组织中若由分布均匀的小界面组成，称为均质体，液体区内则为无界面区，其内各小点的声阻抗完全一致。人体内无界面区在生理情况下见于血管内血液、胆囊内胆汁、膀胱内尿液、眼球玻璃体。在病变情况下可见于胸腔积液、腹水、心包积液、各脏器囊肿及肾盂积水等。

二、人体组织对入射超声波的作用

人体组织器官对入射超声波可产生以下物理现象。

1.散射（scattering）

指小界面对入射超声波产生散射现象。散射使入射超声波能量中的一部分向各个空间方向分散辐射、散射，无方向性。如果散射回声是来自组织器官内部的细小结构，则有重要的临床意义。

2.反射（reflection）

指大界面对入射超声波产生的反射现象。反射使入射超声能量中有较大部分在与入射超声波同一平面向一个方向发生折返，且反射角与入射角相等。如入射角过大的声束入射到光滑大平面上，则使反射声束偏离换能器，则回声失落而在声像图上不予显示。

3.折射（refraction）

超声波声束经过不同的组织器官大界面时，因其声速不同而发生声束前进方向的改变，称为折射。折射可使测量及超声导向产生误差。

4.全反射（total reflection）

如第二介质声速大于第一介质，则折射角大于入射角。当入射角＞90°折射角（称为临界角）时，折射声束完全返回至第一介质，称为"全反射"。

全反射发生时，超声波不能进入第二介质，该区可出现折射声影。

5.绕射（diffraction）

绕射又名衍射。当超声声束边缘邻近大界面 1~2 个波长时，声束传播方向发生改变，趋向这一界面，称为绕射现象。声束绕过大界面后又以原来的方向偏斜传播。

6.衰减（attenuation）

超声波在介质中传播时因反射、散射、扩散及人体软组织对超声能量的吸收，造成超声衰减。由于衰减现象的存在，故须在仪器上使用"深度增益补偿"（DGC）调节，以使声像图近、远场均匀一致。

7.会聚（convergence）

声束经过圆形低声速区后，可致声束会聚。液性的囊肿或脓肿后方可见声束会聚后逐渐收缩变细，呈蝌蚪尾征。

8.发散（divergence）

声束经过圆形高声速区后，可致声束发散。实质性含纤维成分多的圆形肿块后方可见声束发散现象，呈"八"字形。某些肿瘤内含纤维较多，其后方常有发散现象。

9.多普勒效应（Doppler effect）

入射超声波遇到活动的界面（血管内流动的红细胞）后散射或反射回声频率发生改变，称为多普勒频移。界面活动（流动的红细胞）朝向探头时，回声频率升高，呈正频移；界面活动（流动的红细胞）背离探头则回声频移降低，呈负频移。频移大小与界面活动速度（流动的红细胞）成正比。利用多普勒效应可测算出血流方向和血流速度，彩色多普勒血流显像正是利用这一原理。

三、超声波对人体组织的作用

超声波携带能量，入射人体组织会产生生物学作用。超声显像技术应用的是医用脉冲式超声，通常有 4 种超声声强，分别为：①空间平均时间平均声强（SATAI）；②空间平均时间峰值声强（SATPI）；③空间峰值时间平均声强（SPTAI）；④空间峰值时间峰值声强（SPTPI）。以上 4 种超声声强均可对人体产生生物学效应，其中 SPTAI 在生物学效应中特别重要。1978 年，美国医用超声学会（AIUM）生物效应委员会根据 W.Nyborg 提出的声强与时间关系的安全剂量曲线，建议各类型超声诊断仪使用的超声波的 SPTAI 不得＞100mW/cm^2（超声显像技术的安全阀值）。但近几年的研究发现，当 SPTAI＜100mW/cm^2 时，仍可使细胞分裂时姊妹染色体互换率增加，使活体血小板计数增加并长出伪足，使红细胞膜抗原松解及氧结合力下降。在妇产科超声显像检查时，可促使女性提早排卵，胎儿出生体重降低及儿童诵读困难等。在人体组织中对超声波敏感的组织器官有神经系统、视网膜、生殖腺、妊娠早期胚芽及妊娠 12 周内胎儿等。因此，为了超声显像检查的安全，对以上脏器每一切面上的观察时间不应超过 1min。可做切面往返检查，使进入的超声波能量平均下降，隔 2～3min 后可再扫查先前感兴趣的切面，时间仍以不超过 1min 为宜。需注意的是，彩色多普勒显像比二维黑白超声所产生的 SPTAI 要大许多。如二维超声显像探头发射 SPTAI 在 100mW/cm^2 时，在做彩色多普勒显像时 SPTAI 可达到 600～800mW/cm^2，而做脉冲多普勒检查时 SPTAI 可超过 1000mW/cm^2。因此，做超声检查时要求超声医师应熟悉仪器操作技术，缩短扫查时间，选用低度探头输出能量，尤其是对超声敏感的部位。

　　自 1994 年开始，国际规定在各类型超声诊断仪应用新的参数即热指数（TI）和机械指数（MI）。TI 为探头输出的声功率与从计算所得使受检组织升温 1℃所需声功率之间的比值，又可分为：①Tib。声束经软组织至骨骼表面条件下的 TI 值。②Tic。声束经过探头近区的骨骼再进入体内软组织条件下的 TI 值。③Tis。声束在单纯软组织中的 TI 值。MI 为超声空化效应的重要参数，为声轴线上的弛张期峰值负压除以声脉冲频宽的中心频率平方根值，即 $MI = P_R \sqrt{fc}$。

第三节　超声波成像原理

一、超声波的产生

　　超声波的发生是利用逆压电效应原理，即由电信号转变为超声波。其接收是利用正电效应原理，即由反射回声转变为电信号。超声显像诊断仪的探头里安装着具有压电效应性质的晶体片，由主机发生高频交变电场，电场方向与晶体压电电轴方向一致，压电晶体片沿一定方向发生压缩和拉伸，当交变电流在20kHz以上时可产生超声波，这种现象称为逆压电效应。当有回声时，作用到晶体片上，则晶体片产生电荷，这种现象称为正压电效应。超声波在传播过程中，当遇到不同声阻抗的介质，便可发生反射。反射波到达压电晶片，根据正压电效应的原理，回声的机械能转变成电能，主机再将其转变的电信号经过处理，放大在荧光屏上显示出来。当电信号显示为振幅高低不同的波型时，即为A型超声（amplitude）；显示的点状回声为随时间运动的方式，则是M型超声（motion）；显示灰度不同的点状回声，进而组成断层图像，是B型超声（brightness）。A型超声是一条超声信息线，物体前后界面的反射回声分别在荧光屏上以振幅显示。B型超声则为许多信息线，物体前后界面反射回声分别在荧光屏上以光点显示。由于正常组织与病变组织的声阻抗不同，病变组织则作为异常回声显示出来，从而帮助超声医师识别病灶的区域和性质。

1.A型超声诊断技术原理

　　A型超声诊断技术是出现最早的一种一维超声诊断技术。它用超声探头发射单束超声波至人体组织内，当超声波在人体组织器官内遇到声阻抗不同的界面时，就会产生反射。声阻抗差别越大，则反射回声波幅度越大。这些从组织器官反射回来的超声波被同一个探头接收，然后转换为相应的电信号，并在显示屏上显示出来。其用横轴表示声轴到达的时间，它与反射的器官组织界面和超声换能器的距离成正比，通常用距离单位表示；纵轴表示反射回来的超声信号幅度的大小。这种将组织器官反射回来的超声信息按距离分布在显示屏上，以回波的幅度进行调制的显示形式称为 A 型超声显示，其不属于影像学范畴。虽然 A 型超声是一种最简单的脉冲回波技术，但其脉冲回波原理却是各种超声显像技术（二维超声显像、彩色多普勒血流显像、三维超声显像及超声 CT 等）的基础。各种复杂的超声诊断设备都是在 A 型超声诊断技术的基础上发展起来的。A 型超声诊断仪主要由反射电路、高频放大电路、检波电路、视频放大电路、时间同步电路、时标电路、示波管和超声探头等组成。

2. B 型超声显像诊断技术原理

B 型超声显像诊断技术是临床上最常用的诊断技术，它是在 A 型诊断技术上发展起来的，与 A 型超声诊断技术一样，都是应用超声反射回波原理，即向人体组织发射超声波，然后接收各层组织界面反射的回波进行信息处理和图像显示。B 型超声诊断技术与 A 型超声诊断技术有区别，不同之处如下。

（1）B 型超声显像将 A 型超声的幅度调制改为亮度调制，即组织器官中某一部位的反射波越强，则图像中对应部位的亮度越亮，而不同于 A 型超声那样用波型（幅度）显示。

（2）在 B 型超声显像中，与发射声束同步的时标是加在显示器 Y 轴上的，同时显示器 X 轴上信息的取得需要靠声束在水平方向上的扫描，从而使组织器官切面上的超声信息能以二维分布的形式显示出来，因而 B 型超声显像所得到的是与声束传播方向平行的二维组织器官切面图像。

B 型超声显像技术的工作原理与 A 型超声基本相同，主要是由超声探头、发射电路、高频放大电路、检波电路、视频放大电路、同步电路、时标电路、水平位置检测装置和显示器组成。

在 B 型超声显像诊断装置中，发射电路产生高频的电脉冲信号，控制超声探头产生相应的超声束。这些声束进入人体组织器官后，遇到声阻抗不同的界面就会产生回波。回波被超声探头接收后，经过高频放大器、检波器和视频放大器，最后加到显示器的 Z 轴，作为亮度调制。而显示器的 Y 轴则由与声束同步的时标电路控制，图像 X 轴方向的信息靠声束扫描获得。水平位置检测装置的作用是检测声束的水平位置，并控制显示器的 X 轴，这样显示器上便出现了二维超声切面图像。

要具体实现 B 型超声显像需要运用声束扫描和聚焦，超声显像诊断一般需要检测体内某一区域，因而必须进行声束扫描。声束扫描的方式主要有手动扫描、机械扫描与电子扫描。声束聚焦技术在超声显像诊断中有很大意义。在超声显像中通过聚焦可以解决声束在远场的扩散问题，从而提高图像分辨能力。在实现 B 型超声显像中还须运用信号放大、增益补偿、数字化和图像处理。

3.M 型超声技术原理

M 型超声诊断技术和 B 型超声诊断技术一样，都是亮度调制型，不同的是 B 型超声技术是利用声束扫描产生声束切面的图像，而在 M 型超声中，X 轴上的信息不是探头水平的信息，而是与时间呈线性关系的慢变化信号，进而显示运动器官（心脏）的运动状况。

M 型超声诊断技术也是利用超声波的回波原理，与 A 型超声诊断仪一样，主要由发射电路、高频放大电路、检波电路、视频放大电路、时间同步电路、时标电路、显示器、超声探头和慢变化时间信号电路等组成。

在 M 型超声诊断仪中，发射电路产生的高频电脉冲控制探头产生超声束，这些声束在人体组织器官中遇到声阻抗不同的界面产生反射回波，回波被探头接收后，经过高频放大器、检波器和视频放大器，最后加到显示器的 Z 轴作为亮度调制。显示器的 Y 轴则由与声束同步的时标电路控制。这些与 B 型超声技术的工作原理基本相同，不同的是图像 X 轴方向的信息不是靠声束的扫描获得，而是通过慢变化的帧扫描获得的。以秒为单位的时间轴，显示的是脏器随时间运动的状况。这种诊断技术适用于运动器官的观察，常用于心脏疾病的诊断，也称为 M 型超声心动图。

二、超声诊断系统设备

A 型超声诊断仪出现至今有 50 余年的历史，其后相继出现 M 型、B 型、D 型、CMF 型、C 型和 3D 型等。各种类型的超声显像诊断仪在临床应用的范围日益广泛。目前我国拥有 20 多万台各类超声显像诊断仪，普及程度已超过

X 线诊断装置。目前 B 型超声显像已成为超声显像诊断的最基本技术,应用最为广泛。其成像技术先后经历了模拟、模拟/数字混合和全数字技术 3 个阶段。20 世纪 90 年代以来,由于超高密度(192、256 阵元)、超宽频(5MHz以上)探头的发展,采用现代计算机技术和图像处理技术,已能产生高质量的声束(极高的组织细微分辨力),获取超宽频信号和细微变化的信息。高质量图像不仅提供了良好的空间分辨和对比分辨能力,而且提高了十分重要的组织鉴别能力,有利加强超声诊断效果。C 型很早就出现了,但直至 20 世纪 80 年代末才在临床上应用。真正的发展是在 20 世纪 90 年代和三维(3D)超声结合在一起,引起临床的重视,为医师提供更为丰富而详尽的解剖信息。

多普勒技术提供了人体血流动力学信息,与 B 超结合在一起组成双功能系统,同时提供解剖学和血流信息,有利地促进了超声诊断技术的发展。其后出现的彩色血流显像便成为三功能超声诊断系统,并首先应用在心脏和大血管的检查。20 世纪 90 年代,随着高敏感度彩色多普勒血流显像技术(慢速血流)的问世,大大扩展了彩色多普勒血流的应用范围,使得全身血流均可检测。

三维超声显像技术可包括两种:一种是静态三维超声显像(static three dimensional imaging),另一种是动态三维超声显像(dynamic three dimensional imaging)。目前,动态三维显像主要是应用计算机实现三维显像后,再以较高的帧频速度回放,显示为实时的图像。实际上这并不是真正的三维显像,最新的三维显像技术是用特制的超声探头和计算机来实现直接的三维显像,而不是经过二维超声切面图像的采集,再用计算机技术把二维图像进行三维图像的重建,这才是具有真正意义的四维超声显像(four dimensional imaging)或实时三维超声显像。

第四节　超声多普勒技术

多普勒现象是 1842 年奥地利学者 C.Doppler 首先发现的一种自然界中广泛存在的现象，它是指当反射器与接收器发生相对运动时，接收到的频率与发生频率不同，即存在频移。人们通过检测频移，依据多普勒方程计算出两者之间相对运动的速度，这一技术称为多普勒技术。

超声多普勒检查是利用超声多普勒效应来观察心脏和血管内血流状态、方向、速度和流量，进而诊断血管疾病。其成像原理为：探头接收运动红细胞发出的向后散射信号而产生的超声血流回声。早期应用连续多普勒诊断仪检查，因不能选择检测目标，应用范围受到很大限制。20 世纪 80 年代，多普勒技术与实时超声显像结合（双功能 Duplex）及快速傅里叶变换（FFT）技术的应用，可选择取样部位的血流频谱，这就是脉冲多普勒技术。它能取得以往只能用侵入性方法才能获得的心脏血管结构与血流动力学信息。其后脉冲多普勒技术和连续多普勒技术的联合应用，进一步提高了血流测定的准确性。彩色多普勒血流显像还能进一步获得人体血流的直观图像，是超声显像诊断的重大进展。其将超声显像诊断从解剖形态学诊断上升至形态—血流动力学功能联合诊断，诊断显像大大丰富，不但能提供解剖形态学图像，还能从血流动力学功能角度反映人体组织器官的生理和病理状况。1983 年最早开始将彩色多普勒血流显像用于心脏疾病的诊断，近年来随着彩色多普勒血流显像技术的迅速发展，已经用于全身各个脏器血管的血流显像诊断。

彩色多普勒血流显像是一种应用多普勒技术原理，在二维切面显像和 M 型超声心动图基础上，用彩色实时显示血流的方向和相对速度，提供心脏和血管内血流的时间和空间信息的多普勒诊断技术。目前，大多数彩色多普勒血流显像超声诊断仪由运动目标显示器、自相关器、彩色编码及显示器等主要部分组成。人体组织器官和心脏血管血流的反射信号经结构分析和血流分析处理后，可在荧光屏上显现黑白的实时二维超声切面声像图上叠加彩色实时血流显像。彩色多普勒血流显像显示有：①色强显示（流向显示），以红蓝两种颜色表示迎向或背离探头的两种血流方向；②色彩显示（血流速度增加显示），在色彩显示血流方向的基础上，以色彩亮度深浅反映血流速度的大小；③色差显示（湍流显示），在色强显示基础上，掺和绿色表示平均血流速度差值，用于显示湍流。

高敏感度彩色血流显像（慢速血流）在很大程度上拓展了彩色多普勒血流显像的应用范围，已应用在临床各科疾病的诊断上，为解决检测快速血流和慢速血流的矛盾，在技术上采用了最大似然法（maximum likelihood method，MLM）和最大熵法（maximum entropy method，MEM）。为了解决对组织运动的评价，新近发展了一种组织多普勒显像，并利用高频技术 QSP（quad signal processing，四重信号处理），可以提供组织运动速度和方向的信息，即它是从运动的心肌中采集多普勒频移信息，删除血流信息，用彩色多普勒编码心肌的运动，并可采用速度方式、加速度方式和能量方式，对快速检测和评价心肌灌注、心肌收缩舒张功能等提供重要信息。

近年出现了一种利用运动粒子后散射回声能量的不同,在二维图像上利用颜色显示血管的彩色血管显像技术，称为能量图（power imaging），也称超声造影（ultrasound angio）或彩色多普勒能量图像（color Doppler power imaging，CDPI）。彩色多普勒能量图像以多普勒信号的强度（振幅）为信息来源，以强度的平方值表示其能量而得到能量曲线（能量频率曲线）。该曲线有以下性质：①呈高斯分布，峰位于平均频移位置；②曲线形态表示取样范围内红细胞频移分布范围，其受频移波动的影响；③曲线下面积表示取样区域内红细胞多普勒散射能量的总和，其与局部红细胞总数相关；④声束入射角（Q）的改变，其只改变该曲线形态但曲线下面积为一定值，不受 Q 角影响。

CDPI 将多普勒能量曲线下面积进行彩色编码，形成一幅二维彩色血流显像并叠加到二维断层图像上,因而从另一角度描述了体内血流状态。基于 CDPI 的原理，使之与 CDFI 相比，存在以下特点：①提供了新的信息。CDPI 中彩色表示血流的存在，彩色亮度表示多普勒散射能量的大小，即取样区域内红细胞数目。②相对不依赖 Q 角的变化。Q 角只改变能量曲线的形状，而作为 CDP1 彩色编码依据的曲线下面积为一定值,不受 Q 角影响。③提高了信噪比。这是因为能量曲线下面积明显大于多普勒噪声线下面积，故 CDPI 可明显提高检测血流的敏感性，尤其有利于显示低流量、低流速血流。④无混叠现象。CDFI 所显示的平均频移大于 PRF/2 时，血流显示出现混叠。而 CDPI 不受平均频移的影响，只与能量曲线下面积有关。⑤CDPI 信号可覆盖平均频移为 0 的区域，此区域在 CDFI 无彩色信号。因红细胞运动方向不定，某一取样区域内红细胞平均频移为 0 时，红细胞能量不为 0，故 CDPI 可显示。⑥CDPI 不显示血流方向及速度的信息。⑦人体心脏搏动和呼吸运动对 CDPI 可造成闪烁伪像。

CDPI 在显示肾皮质血流、阴囊病变的血流变化、卵巢的细小血管、胎盘内的细小血管、肌肉骨骼系统感染性病变局部灌流改变，以及准确描述动脉狭窄程度等方面，均优于 CDFI。Allen 等的研究表明 CDPI 能提高诊断动脉狭窄的敏感性和特异性。CDPI 还用于超声造影剂应用效果的评价。Bums 等用超声造影剂增强能量多普勒效应，使得在抑制闪烁伪像的同时，仍可以观察到细小血管。CDPI 较 CDFI 能更敏感地显示细小血流而不受角度的影响，在临床实践中有着广泛的用途。其临床应用的广度和深度有待探索。

最近又推出另一种彩色显像技术，即彩色速度成像及定量技术（color velocity imaging quantitative method，CVI-QTM）。超声血管造影技术能灵敏、清晰地显示不同方向的低速血流，并能清楚显示各级血管结构。CVI-QTM 彩色速度显像定量技术能准确测量出瞬间和平均血流容积速度，并可同时测量血管直径。近期又新研发了能量加方向的彩色显像技术，既能敏感显示细小血流又不受角度影响，还能定量检测血流速度等参数。

第五节　超声显像技术的安全性

前文已经讨论了超声波对人体组织的作用，即生物学效应，这种生物学效应能否在患者接受超声显像检查过程中和检查后的一段时间内对人体产生不良反应或者伤害，即超声显像技术的安全性，这是超声医师和患者十分关心的问题。

超声波是一种振动波，为一种机械性振动，属机械能，其在弹性介质中，如人体内的传播是一种能量的传播。作为一种能量，当达到一定剂量的超声波在人体当中传播时，其对人体产生的作用可能会引起人体组织发生某些变化，这就是超声生物学效应。随着超声显像技术的发展和其在临床医学的广泛应用，有关超声生物学效应的研究引起了超声界的关注，许多学者在动物体内就超声生物学效应问题进行了许多深层次深入研究，包括哺乳动物整体的超声生物学效应、组织与器官的超声生物学效应，以及细胞和生物大分子水平的超声生物学效应等许多方面系统的定性和定量研究，从而产生了超声剂量学。

超声剂量学的主要内容是超声声强。超声辐射剂量是超声强度和辐射时间的乘积，所以考虑超声强度时，必须注意它的时间与空间特性。超声显像技术的超声为医用脉冲式超声，其有 4 种超声声强：①空间平均时间平均声强（SATAL）；②空间平均时间峰值声强（SATPI）；③空间峰值时间平均声强（SPTAI）；④空间峰值时间峰值声强（SPTPI）。其中以空间峰值时间平均声强在生物学效应中最为重要。

超声显像技术安全性问题的提出是在该项技术发展的早期。1977 年 W.Nyborg 对有关超声波引起哺乳动物组织生物学效应的报道进行总结分析后，提出了声强与时间关系的安全剂量关系的曲线，在安全剂量以下，超声波对人体组织不会产生可察觉到的生物学效应。1978 年，美国超声学会生物效应委员会提出：只要空间峰值时间平均声强 $<100mW/cm^2$ 就不会对人体产生明显的有损的生物学效应。此后多年国际上多采用此数值作为超声显像技术安全的剂量标准，但近年来有报道指出，在临床超声显像检查中，即使应用此项安全的计量标准，仍可使细胞分裂时姊妹染色体互换率增加及血小板计数增加，并长出伪足，使红细胞膜抗原松解及氧结合率下降，在妇产科的应用中，虽然大多数国内外文献及流行病学调查均未有对胚胎影响的报道，但也有胎儿出生体重减低及儿童诵读困难等。WHO 也发表了有关超声生物学效应的观点，特别强调指出，为商业目的研究和试验超声显像技术时，不应用于人体特别是孕妇。超声诊断仪的输出强度应以能获得良好的图像质量的尽可能低的强度为标准。在人体组织中对超声波敏感的组织器官有中枢神经系统、视网膜、视神经、生殖腺、妊娠早期胚芽及妊娠 12 周内胎儿、胎儿颅脑、胎心等。对以上脏器超声显像检查时，对一切面的观察时间不应超过 1min，

可做切面往返检查,进入的超声波能量平均下降。对先前感兴趣的切面可在 2~3min 后再行检查,时间仍不超过 1min 为宜。需注意的是,彩色多普勒血流显像比二维超声显像所产生的 SPTAI 要大许多,二维超声显像探头发射 SPTAI 在 100mW/cm² 时,在做彩色多普勒血流显像时 SPTAI 可达到 600~800mW/cm²。而做频谱多普勒检查时,SPTAI 可超过 1000mW/cm²。因此,做超声检查时要求超声医师不断提高诊断水平,熟悉仪器操作技术,缩短扫查时间,选用低度探头输出能量,特别是对超声敏感的部位更应注意,这样可使人体组织的平均声强能量下降,避免其可能的影响。总之,正确控制超声功率及辐照时间,超声医师不断提高操作技术和诊断能力,超声显像技术的应用是安全的。

第二章 超声扫查技术和图像分析

第一节 超声扫查技术

一、超声扫查技术

超声显像扫查分直接扫查和间接扫查。探头与皮肤仅涂有超声偶合剂进行检查为直接扫查；探头与皮肤间放置水囊或仿生块进行检查称为间接扫查。前者用于皮肤平坦地区扫查，后者是扫查身体表浅或不平坦部位。近年由于高密度超宽频探头的发展和采用现代电子计算机和图像处理技术，已能产生高质量的声束（极高的组织细微分辨力）和深浅部位均匀一致的断层图像，故渐已少用间接扫查，大多进行直接扫查。超声显像检查又分为系统性扫查和特殊部位扫查，即所谓声路死角、易漏区、复杂区扫查。

1.系统性扫查

最基本、最常见的扫查为探头沿皮肤表面做规律性顺序滑移，或者其皮肤接触面不变而依靠连续侧动探头角度改变体内声束切面的角度。系统性扫查可对被扫查部位进行立体的、连续的顺序切面观察，既可获得所查部位内部组织结构的空间概念，又可顺序扫查被检查部位，以显示病灶，达到系统扫查目的。

（1）连续滑行扫查：探头沿皮肤做缓慢、规律性顺序滑移，又分弧形扫查和连续平移扫查。前者适用于扇扫探头，后者为线阵所常用，即用线阵探头做纵向、横向或任意方向（斜切）的连续平移扫查，在腹部体表形成矩形扫查区。这种扫查方法能帮助医师快速初步确定被扫查目标，特别是大的目标，如肝、肾、腹部和盆腔巨大肿瘤的形态、轮廓，明确其与相邻结构之间的关系。

（2）声束交叉定位扫查：在获得某部位占位病灶图像后，应再做与此切面垂直的超声扫查。凡在 2 个不同的声束切面（特别是 2 个接近垂直的声束切面）中都能显示某部位占位病变者，便可确定其诊断。

（3）立体扇形扫查：扇扫探头里凸阵探头较适宜做立体扇形扫查，即探头与皮肤接触面不变，连续侧动探头，使声束面做扇形扫查。这种方法特点是利用小声窗避开身体浅层障碍，对特定目标系统扫查，可显示立体概念，对诊断帮助甚大。

（4）加压扫查：在腹部检查时，对探头施加适当压力，可以排除肠气干扰，又可控制探头与被查目标距离，对图像显示可有帮助。对血管检查，加压亦可检查鉴别动脉、静脉及血栓形成。线阵探头一端加压，稍倾斜使之与血管、血流角度改变，以利彩色显示。

（5）对比扫查：检查人体对称性器官（如肾、卵巢等器官）应常规同时两侧对比扫查，可为临床提供更多信息。对比非对称性器官的病变也须与对侧部位进行对比检查，称为患侧—健侧对比扫查。对比患侧、健侧图像异同点对诊断很有帮助。

2.特殊部位扫查

用常规系统性检查常有困难的部位，即对所谓声路死角、易漏区、复杂区、特殊部位的扫查。声路死角通常指肝、肺或骨骼所遮盖的区域，如肝右前叶上段及右后叶上段的膈顶部，肝左外叶侧角区及沿肝表面的肋骨下区，脾和肾上极、肾上腺、胰尾也易为气体和骨骼所遮盖。肝右后上段的外侧区、尾状叶等处在扫查中容易遗漏。复杂区系指解剖结构或病变比较复杂的部位，如第一肝门、第二肝门、胰腺、左上腹区域和盆腔等处。为解决上述检查中的困难，可以使用辅助办法，如改变体位，在做肝、胆、胆总管、胰腺、肾和肾上腺的检查，均可改变体位，以利显示。在做以上器官扫查时亦可采取呼吸动作，使原来"死角"内病灶得以显示。如呼气后屏气为减少肺气，增加膈顶、脾、肾上腺区病灶的显示。呼气后屏气为使肝、肾下移，易于显示被肋骨遮盖部位。另外，加大呼吸运动，运动中可观察被肋骨遮盖的组织。

二、超声诊断专业术语

超声显像诊断是一门专门的学科，不同于临床诊断，也不同于病理诊断，超声显像诊断专业有自己的专业用语。超声显像诊断专业描述用语，力求简洁、明了、统一与规范，做到简明客观描述。

超声显像诊断专业描述用语一般描述原则如下。

1.描述回声强度的术语

超声成像物理学原理是界面反射。回声（回波）强度在超声显像诊断装置上，如用波型的高低（振幅 amplitude）来表示，称为 A 型超声；如用灰度（brightness）来表示则称为 B 型超声。B 型超声是用一个点（称为像素 pixel）的亮度来表示回声强度，称为灰度调制。回声强，像素亮；回声弱，像素暗，从最亮到最暗的像素亮度等级称为灰阶（grayscale），灰阶由超声显像诊断仪内的存储器容量决定，分为 16、32、64、128 灰阶及 256 灰阶。目前最多为256 级。现在临床所用的多种类型 B 型超声诊断仪，均为灰阶超声显像诊断仪。在实际操作中，我们可以依据某一部分内的主要像素的明暗在灰阶上的相应位置来表示回声强度，使回声强度分级在一定程度上实现相对标准化。

（1）强回声：反射系数＞50%，回声强度接近或等于灰标的最亮部位，后方常伴有声影，如胆囊结石或各种钙化灶。

（2）高回声：反射系数＞20%，回声强度介于强回声和中等回声之间，后方不伴声影，如正常肾窦或肝血管瘤。

（3）中等回声：又称等回声，正常成人肝实质回声一般为中等回声，其回声强度接近或等于灰阶中等亮度部位，即灰阶的中间部位。

（4）低回声：回声强度介于中等回声和弱回声之间，如肾皮质的回声。

（5）弱回声：回声强度接近或等于灰阶的最暗部位，开大增益，回声点（像素）增多，如肾锥体或正常淋巴结。

（6）无回声：均匀的液体内无声阻差异的界面，没有回声可见，增加增益也不出现噪声以外的回声，如正常充盈的胆囊和膀胱。

另外，在日常工作中，对某些病灶回声强度的描述，有时需要与其病灶所在器官和部位的回声强度参照比较，如脂肪肝中的血管瘤。血管瘤应该是高回声，但比较脂肪肝可能是低回声或等回声，这样描述"肝呈弥漫高回声，其内可见与肝回声相等（或高于肝或低于肝）的回声区"较为客观妥当。

2.描述回声形态特征

（1）点状回声：与仪器分辨力接近的直径很小的回声点，一般直径为2～3mm。

（2）片状回声：通常指大于点状回声的不规则的小片状回声，亦可指大片状回声，如胸腔积液、腹水为片状无回声区。

（3）团块状回声：占据位置较大的实性组织的回声。形态可规则亦可不规则，可大可小，小的又称斑块状回声。有学者认为，前者＞1cm，后者＞0.5cm，可供参考。

（4）带状回声：形状似条带状的回声，较细条带在积液或囊肿中者又称分割光带。

（5）线状回声：很细的回声线，如肝被膜。

（6）环状回声：显示圆形或类圆形的回声环。

3.形象化描述回声形态特征

（1）牛眼征（bull eye sign）：又称靶环征（target sign），酷似牛眼形状，主要见于肝转移癌。小圆形中高回声，其周围有环状低回声带，团块中央可有液化坏死的低回声与无回声区。

（2）结中结征（nodule in nodule sign）：为大结节中的小结节征象。在较大的肿瘤图像中有小的结节，边界清楚，回声可高可低不等。

（3）驼峰征（hump sign）：肝肿瘤从肝被膜上呈圆弧形隆起的征象。

（4）血管绕行（blood vessel moves round sign）：肝肿瘤表现较为明显，肝内血管因肿瘤挤压，推移其正常行走方向。

（5）晕征（halo sign）：位于肿瘤周围的低回声环带，多见于转移性肝癌。

（6）提篮征（basket sign）：肝肿瘤彩色多普勒显像，肿瘤周围血管血流彩图形似花篮，对诊断肝癌有价值。

（7）彩色镶嵌征（mosaic pattern）：彩色多普勒显像，血管狭窄区高速血流形成的色彩混叠伪差。

（8）双层回声（double-layer echo）：又称双边影，指胆囊壁内出现低回声带，系胆囊壁水肿所形成，常发生在急性胆囊炎、肝硬化腹水的胆囊壁。

（9）彗星尾征（comet tail sign）：当声束遇到薄层强回声界面时，所产生的多重反射即混响声影。其特征是自强回声界面开始逐渐内收并减弱的多条平行强回声线，酷似彗星的拖尾，见于体内气体、金属或胆囊胆固醇贮积病。

（10）壁-强回声-声影征（wall-echo-shadow，WES）：指萎缩、增厚的胆囊壁内包裹着结石的强回声及后方有声影的征象，是诊断慢性胆囊炎伴结石的诊断依据。

（11）超声墨菲征（ultrasonic Murphy sign）：急性胆囊炎患者在做超声检查时，用探头压迫胆囊区，引起患者剧烈疼痛，意义与体检出现墨菲征相同。

（12）重力转移征（gravity transfer sign）：液体中固体物随体位改变而移动的征象，如胆结石等。

（13）米老鼠征（Mickey sign）：在肝门区横断扫查时获得所谓"米老鼠"声像图，即下腔静脉为"米老鼠"身体，肝门静脉构成"米老鼠"的头，肝动脉为其左耳，肝外胆管为其右耳。米老鼠征可以帮助确认肝门区复杂结构，尤其有助于肝外胆管和肝动脉的鉴别。

（14）平行管征（parallel channel sign）：又称双筒枪管征（sign of double barreled gun），扩张的胆管与伴行肝门静脉形成 2 个直径相似的平行管状回声，为梗阻性黄疸的征象。

（15）通心面征（macaroni sign）：胆道蛔虫，虫体界面线状回声和体腔无回声带形成的图像，类似通心面状。

（16）假肾征（pseudo-kidney sign）：指较厚的低回声环包绕强回声，类似肾的图像，多见于胃肠道肿瘤。

（17）脂液分层征（fat-fluid level sign）：肿物内含有液态脂质和积液，油脂在上，液体在下，构成油液平面，图像有水平间隔反射征象。多见于囊性畸胎瘤等。

（18）肝肾分离征（kidney separated from liver sign）：正常人肝和右肾紧邻，当出现腹水时，可出现肝肾分离征象。

第二节　超声显像的基本表现

超声显像诊断图像多种多样，但有其规律性的基本表现。不同部位的各种超声显像图像表现便是这些基本表现不同程度的组合。超声医师在超声显像诊断中要掌握声像图的各种基本表现，又要结合解剖、病理、临床，具体问题具体分析。

一、实质性组织的超声显像表现

通常将肝作为实质器官超声显像检查图像模式，其基本特征是有明亮的线状被膜回声。肝实质回声（背景回声）为中低回声，并且各级管道结构（肝门静脉及分支、肝静脉及分支和各级肝内胆管）均清晰可见。提高或降低总增益可使整个肝回声水平增高或降低。良性肿瘤包膜光滑完整，内部回声较为均匀，一般为中高回声。后方回声衰减不明显。恶性肿瘤大多边界不清或有不完整包膜。内部回声多为不均匀低回声，边界多有浸润表现。瘤体常有球形立体感。体积较大的肿瘤内部回声强弱不等，表现复杂，有液化、坏死，可有不规则无回声区，肿瘤后方回声常有衰减。炎性肿块边界不清，可见厚壁包膜回声。内部回声依病变程度不同各异，演变过程一般由不均匀低回声（炎性反应）→不均匀高回声（组织变性坏死）→不规则无回声（组织液化）。由于病变过程不一致，炎性组织中常有高回声区和无回声区同时存在。一般炎性肿块后方出现增强效应。

二、液体的超声显像表现

在人体超声显像诊断中，含液（体）性病变的诊断是最为直接而准确的，液体与周围结构之间有明显的分界，液体表现为无回声区，其后方增强效应明显。提高仪器灵敏度，液体仍然为无回声。

1.囊肿

壁薄而光滑，其内为无回声，后方回声增强，提高仪器灵敏度，囊肿内仍为无回声。当囊肿有出血或感染时，囊内无回声区可出现点状、斑块状中强回声。囊肿恶性变者，内壁可见乳头状回声，囊肿内可有分隔光带。

2.脓肿

依病变过程不同，超声显像图像差别很大。早期囊肿并不见液性无回声区，只是边缘不规则，为不均匀低回声区。随病变进程，典型脓肿为不规则，但有完整的厚壁囊性无回声，其内可有点状、斑块状低回声，为组织碎屑，脓肿后方回声增强。

3.血肿

可显示其边界，多不规则，其内为无回声，并可见点状、斑块状低回声（血肿内部回声信号多于单纯囊肿、少于脓肿），新鲜的出血可为高回声，机化后亦为高回声。血肿形成后期其内可见纤维条索状回声。

4.腹水

腹水是腹膜腔内积液，少量时仅在肝肾间隙、盆腔底部显示，大量积液可充满腹腔。腹水的图像表现为片状无回声区，但病种不同又有各自区别和表现。肝硬化腹水，即所谓干净无回声区，若有感染或化脓性腹膜炎，则在无回声中有点状、斑块状回声，与网膜、系膜有粘连则呈强回声。癌性腹水介于漏出液与渗出液之间，其无回声区内可见低回声影像。

三、人体管道结构超声显像表现

人体管道结构必须有液体对比才能显示管道结构。血管、胆囊、胆管、输尿管和膀胱因有天然的液体对比（血液、胆汁和尿液），因此，超声显像能清楚显示其二维管道结构，利用多普勒技术还能检查多种血流参数。

当胆道系统和泌尿系统有梗阻时则更易显示其管道结构。消化道充盈液体时（饮水、灌肠或有梗阻病变时）超声亦可显示其腔内形态。但在无液体对比时，其声像图为薄壁的杂乱回声团。其内存有气体时则为强回声，无法观察其内部形态，也掩盖后方结构。

四、气体回声表现

位于消化管腔中的气体呈团块状强回声，其后常伴有不纯净的声影。位于胆管中的气体呈线状或条索状强回声，其后方常有"混响"伪差，呈"彗星尾"征。

五、骨骼的回声表现

胎儿骨骼和成年人软骨透声较好，超声检查可显示其内部形态结构。成人骨骼表现为条状强回声伴有完全的声影。

六、结石和钙化灶的回声表现

结石常发生在胆囊和肾，其声像图表现为斑块状强回声伴声影，但结石较小或在聚焦区外可不发生声影。钙化灶常见于慢性胰腺炎、前列腺炎、结核及某些肿瘤。超显像表现为不规则斑块状强回声伴声影，亦可无声影。

第三节　超声扫查常见伪差

一、伪差

伪差（artifact）又称"伪像"或"假像"，系指由于成像系统或其他原因造成的图像畸变或假像，是超声断层图像和相应的解剖断层之间的差异，人为的因素（包括检查技术）、超声波的物理性质（反射、折射、散射等）、仪器的性能等多种因素均可造成伪像。伪像可使超声波图像畸变失真，干扰超声诊断，易造成误诊、漏诊。超声医师要了解常见伪像特征及其产生原因，并在实际操作中准确识别及设法消除，以帮助诊断。

二、多次反射伪差

多次反射伪差（artifact from multiple reflection）又称"多重反射"或"多重回声"，是声束在靶标内垂直传播途径中遇到强反射界面，声能在界面与换能器之间多次重复反射的结果。这样在声像图上就表现为脏器前壁下方的条状多层平行回声。多次反射伪差主要发生在声束垂直经过平薄组织结构的各种管壁、腹膜等处，尤其是与薄层气体所构成的界面上。如超声在肋间扫查肺组织所产生的这种多次反射声像图。此外，当声束经过声阻抗差相差很大的界面时，就可以在目标内来回反射形成多次反射伪差。如超声扫查遇到子宫内节育器环所产生的"彗星尾"征，此种情况又称"银铃状伪差""多次内部混响伪差"。

在超声检查中遇到多重反射问题，可以帮助判定气体或金属反射体，但对位于近场的多重反射，由于可掩盖其后方的低回声小病灶，如胆囊、膀胱前壁多重反射削弱超声诊断胆囊、膀胱前壁病变的能力。

以下3种办法可以帮助克服多重反射伪差。

（1）适当提高仪器近场抑制，降低近场信号回声强度。

（2）对浅层病灶检查时，采用水囊或仿生块进行间接超声检查，避免病灶在近场成像。

（3）适当加压或改变声束投射方向和角度可使多重反射减弱或消失。

三、旁瓣伪差

旁瓣又称侧瓣，是探头反射超声波主瓣以外的声束。旁瓣的产生可以用声波运动的惠更斯原理来解释。该原理认为波前的每个点都是产生球状波的独立声源，在波的中心，许多小子波叠加形成一个总波即声束主瓣（main lobe），在声源的边缘从主声束轴向外呈辐射状传播的子波也形成波前旁瓣（side lobe），旁瓣对声像图影响很大，是产生图像伪差的主要原因之一。声源发生主瓣之外，存在数对旁瓣，其中，第一旁瓣振幅较大，为主瓣的20%，处于主瓣轴的±（10°～20°）。当主瓣声束对物体检测时旁瓣亦同样向±（10°～20°）以内的物体进行检测，并将回声与主瓣回声重叠。超声检查声像图，根据主瓣轴线方向，而在系统时间，由旁瓣同步测得的旁瓣回声图，重叠在主瓣回声图上，这样就干扰和影响了主瓣的回声图像，因旁瓣回声图暗淡，使在界面周围产生重影。实际上在所有较大界面均产生旁瓣伪差（artifact from side-lobe effect），只因其掩盖在主瓣回声之内而不予显示，在液性无回声区（如膀胱、胆囊）中，因无主瓣回声掩盖，便可显示旁瓣回声。一般旁瓣回声总在主瓣回声图附近形成浅淡的弧形延长线（带）。线阵探头扫描时，其凹面向下，扇形或凸阵探头扫描时其凹面向上。如膀胱结石强声像图可见结石强回声前缘两侧显示弧形线条，当声束斜向入射到胆囊与肠管相邻的界面时，胆囊腔内显示"披纱状"回声。

旁瓣回声不仅在二维图像上引起伪差，对超声多普勒检查也可造成影响，形成伪差，检查中应予注意。适当降低增益或改变投射方向和角度，可使旁瓣伪差减小。

四、部分容积伪差

部分容积伪差（artifact from partial volume effect）又称"声束厚度伪差"。探头反射的超声束具有一定的宽度（厚度），因此，超声检查所获得的图像均是一定厚度以内空间回声信息的叠加。如 1 个 3MHz 的探头，理论上计算其声束厚度最窄处为 5cm，在扫查人体时，厚度在 5cm 以内的各目标均被相互叠加，构成一幅断层图像，造成图像所显示的相互结构关系失真或混淆。如超声导向穿刺时，将紧贴胆管壁外的穿刺针显示已进入胆管内的假象。如要确立穿刺针是否进入目标需反复左右活动探头，从不同角度观察和体会胆管与穿刺针头回声之间的关系。常见的部分容积效应伪差是导致小脓肿无回声区内出现细小光点而误诊为实质性肿物的原因，希望超声医师能多加注意。

五、镜面伪差

镜面伪差（artifact from mirror effect）又称"镜面效应伪差"或"镜面图像伪差"，其产生原理与光学镜像伪差产生的原理相似。表面光滑的强反射大界面，因超声波反射而产生镜面像（虚像）的伪差。典型的镜面伪差例证便是由胸膜与肺构成的界面反射引起的，即在肺的部位可扫查出类似肝内病灶的回声图像，易引起医师对病灶位置判断的失误。这种镜像伪差不应被误诊为肝癌的肺内转移。

消除镜面伪差的基本方法是改变探头角度，变化声束投射方向，这样镜面伪差虚像即可发生变化或消失。

六、透镜效应伪差

人体的某些组织在超声检查时可起到透声镜的作用，使声束方向发生改变引起声像图伪差。透镜伪差（artifact from lens effect）的发生又与声束经过不同组织器官时引起的入射声波的折射有密切关系。如上腹正中横切扫查，图像由浅层至深层依次显示皮肤、皮下脂肪、腹直肌、腹膜外脂肪、肝、胰腺和肠系膜上动脉等结构，当声束经过皮下脂肪进入腹直肌，因靠近腹白线的腹直肌边缘结构酷似透镜，可引起入射声波方向发生改变。由于超声波经过脂肪的声速比经过肌肉的声速快，因而改变了方向的声束向腹正中线折射，折射后的声束遇到肠系膜上动脉发生反射形成肠系膜上动脉虚像，而未折射的声束则形成肠系膜上动脉实像，这样，在声像图上肠系膜上动脉便呈双重显示。克服透镜效应伪差，可以改变探头方向或通过探头对腹壁施加不同压力进行扫查，以使透镜伪差消失。

七、绕射效应伪差

因超声波的绕射效应，超声束经过较小界面目标时，声波将绕过目标，继续传播，致使目标后方组织内小界面的声像消失或失去应有的特征，形成绕射效应伪差（artifact from diffraction effect）。如检查小的（2～3cm）胆囊结石，因绕射效应伪差便无声影显示，使结石失去特征性表现，容易造成判断失误。

八、悬浮粒子效应

病灶内液体中悬浮粒子的散射作用可以使目标内回声弥漫性增多、增强形成悬浮粒子效应伪差（artifact from suspending particle effect），引起医师对病灶物理性质（如囊性和实性）的判断失误。如卵巢子宫内膜异位囊肿内陈旧性积血，因悬浮粒子效应，无回声区内可出现弥漫性点状回声，易误诊为实性肿物。

九、侧壁回声失落

大界面产生的回声具有明显的角度依赖。有较大入射角的超声波入射大界面时，其回声偏转它侧，不反射回探头，则可产生回声失落现象。回声失落时，此界面不能在屏幕上显示。囊肿或有光滑包膜的肿瘤，超声显像常可显示其细薄的前、后壁，但侧壁不能显示。这就是因为超声波束对侧壁的入射角过大导致侧壁回声失落（lateral wall echo drop-out）。

十、后壁回声增强

超声波声束在人体内传播过程中随深度的增加不断衰减，为了使超声图像显像深浅均匀，在超声显像诊断仪设备中必须加入深度增益补偿（DGC）调节系统。后壁回声增强是指在常规调节的 DGC 系统下所发生的图像显示效应，超声波在入射体内某一区域（如液体）衰减特别小时，则回声在此处的补偿过大，其后壁亦应补偿过大而较同深度的周围组织明亮，即为后壁增强效应（posterial wall enhancement effect）。这种后壁回声增强常出现在囊肿、脓肿和其他含液性病变的后壁，但不出现在血管腔的后壁。肝癌和肝血管瘤的后壁亦可发生弱的后壁回声增强。

十一、侧后折射声影

侧后折射声影（posterio-lateral shadowing due to refraction），超声波束入射周围有光滑包膜的圆形病灶，当入射角大于临界角时，则产生全反射现象，而出现其界面下方第二介质内的失照射，即在圆形病灶的两侧侧后方出现直线形或三角形的声影。在胆囊纵切面中，胆囊底部和胆囊颈部经常发生侧后折射声影，不要误认为是结石。

第三章　超声诊断程序及原则

第一节　超声诊断程序

近年来，由于高新电子技术和计算机技术的引入，包括超声显像诊断在内的影像学诊断技术的迅速发展及其在临床上的广泛应用，使现代诊断技术水平有了很大提高，不但使各科医师认识了许多新的疾病，也使大家对一些比较经典的病症有了更深入的了解。但在临床工作中医师面对的仍然是许多常见病症，如发热、水肿、胸痛及腹痛等。如何从这些常见的疾病表现中或从其他疑难复杂的疾病中推导诊断出更为接近疾病本质的结果，是每一位超声医师的责任。

超声显像诊断和鉴别诊断是临床医学研究的重要内容，通过对其思维方法的探讨，提高超声显像诊断和鉴别诊断的能力，对积累诊断经验，提高超声诊断和鉴别诊断水平，推动超声医学发展，均具有重要作用。

通常各类疾病的发生、发展及临床表现都应有其一般特征和规律，但不同患者的具体表现可有很大差别。因此，在超声显像诊断过程中应力求诊断的个体化。临床超声显像诊断和鉴别诊断思维程序可以说是将一般的诊断思维规律应用于个体的过程。临床诊断思维能力的高低经常表现在对疾病个体化的把握上。

患者进行超声显像检查前，一般先出示超声检查申请单。其实超声诊断科和医院其他临床科室之间的日常工作是疾病会诊性质，临床医师提出检查器官和会诊目的，超声医师通过超声显像检查做出检查结果并报告，明确回答临床所提出的问题，这就首先要求临床各科医师提供规范的超声显像检查申请单，要求临床医师逐项认真填写超声检查申请单。但此项工作常常困难很大，临床医师往往由于工作繁忙或其他原因而不能认真填写申请单，有的是初诊患者或急诊患者，临床资料不完整，时间也比较紧迫，临床有相当数量的超声检查申请单填写不合格，这就要求超声医师在学习超声检查的同时，努力学习临床知识（尤其是初学超声或缺乏临床工作经验的超声医师），学习问诊，搜集完整的病史。根据笔者的经验，以往所做的疑难病和少见病的超声诊断大多由笔者亲自问诊，搜集完整的病史，甚至要做体检，有的患者还要测量四肢血压及听诊心脏杂音，努力搜集完整临床资料，抓住重点阳性体征，以症状鉴别诊断为纲，不断深入分析，结合超声显像结果，最后才使诊断得以确定。

患者就诊时一般先要讲述自己身体的不适，往往述说自己的某一个症状或几个症状，如发热、咳嗽、胸痛、腹痛及腹泻等，超声医师要参考患者讲述的症状去了解和搜集病史，进行必要的体检并参考实验室检查和其他检查结果，然后进行规范、完整的超声显像检查。在此基础上进行诊断，往往具有事半功倍的效果。

在做超声显像检查过程中，一般的步骤（思维程序）是先考虑患者患有哪几种疾病可能性较大，然后进行分析判断，边操作边思考，抓住重点，从超声显像图像特征出发，以异常图像为依据，进行深入细致的分析、比较与鉴别，从鉴别中做出诊断（超声显像鉴别诊断是得出正确判断的关键）。此时应优先考虑一种常见病、多发病或当时的流行病。如果不能解释患者所患疾病的症状、体征、化验及其他临床表现，再考虑患者可能患有两种或多种疾病，或有并发症存在，也可能患有少见病或罕见病。这样根据超声显像图像特征性表现，再结合病史、临床表现、实验室检查和其他影像学检查结果，最后做出超声显像诊断。规范完整的超声显像检查若无异常发现时，即明确排除了器质性疾病，才能考虑功能性疾病。对疑难病例更应结合临床，进行深入细致的分析、比较、鉴别及动态观察，进行反复检查或进行经超声引导下的组织细胞学检查，或经诊断性治疗，最后才能得出正确的诊断。有了正确的诊断，治疗才能有的放矢，甚至可以指导临床手术方式和过程（如肿瘤部位、大小与重要脏器和血管的距离及转移的部位，应切除哪些淋巴结等），这对患者来说是极为重要的。

总之，在进行超声检查的过程中，应以症状鉴别、诊断为纲，一边检查，一边思考，一边重点询问病史，并结合体检和实验室检查，进行全面分析和判断。在检查过程中，超声医师首先进行患者有病或无病的判定；在进行规范仔细的超声检查以后，若该扫查部位（器官）未见异常时，当即可以做出无病的判断，若患者有临床症状或实验室检查异常，则可对患者适时随诊。超声检查结果若有异常发现，下一步应做定位（部位、脏器）和定性诊断（即囊性、实性、良性、恶性）；若判断为恶性病变，则须进一步做出原发性或继发性的判定；若是原发性则要寻找转移灶（包括各级淋巴结），若是继发性病变，则须进一步寻找原发灶（脏器）。以上就是完整的超声诊断流程。

第二节　超声诊断原则

对患者的正确处理基于对病症和病情的正确判断，即在对患者处理之前，首先要对疾病进行正确诊断。比较简单的疾病如此，复杂疑难疾病的正确诊断更为重要。超声显像诊断实际上是为解决各科疑难疾病诊断服务的。超声医师面对的是临床各科疾病，需要大量阅读临床各科有关书籍，丰富理论，努力实践，不断提高自己的超声诊断水平和医学知识，并把医学基础与临床知识和日常超声诊断工作结合起来。

确定临床诊断是一个复杂的过程，超声显像诊断亦是如此。诊是诊察，断是判断，诊断过程就是通过诊察，然后进行判断。疾病的诊断过程是一个富有探索性的思维过程。超声显像诊断是熟悉正常、辨别异常、结合临床、综合判断的过程。超声显像诊断过程就是超声医师根据超声图像的特征，结合患者的病史和体征，参考实验室检查和其他影像学结果，进行综合分析和鉴别，最后以超声图像为主要依据，提出诊断意见。即通过超声显像检查，揭示疾病的本质（病变形态和功能的变化），提出带有诊断性的结论。

一、熟悉正常

所谓熟悉正常，就是要求超声医师熟悉正常的解剖结构，熟悉人体各个器官的正常位置、形态、大小。要求超声医师熟悉大体解剖、局部解剖、人体断面解剖和超声断层解剖。有一超声误诊病例便表明了熟悉正常解剖结构的重要性。1 例 34 岁女性患者患有胆总管囊肿伴结石，超声医师误诊为胆囊结石，外科又以此为依据错误地把正常胆囊切除，表明这位超声医师不熟悉正常解剖，不知道胆囊和胆总管的正常位置，也不知道胆总管可以发生囊肿及囊肿可以伴有结石。因此，把胆总管囊肿伴结石误诊为胆囊结石。

二、辨别异常

在熟悉"正常"以后，超声显像诊断就要辨别异常，即在超声检查中寻找异常回声，寻找病灶。异常回声表现多种多样，但也有其规律性的基本表现。各种病变的声像表现就是这些基本表现的不同程度的组合。超声医师在诊断过程中要掌握异常回声的各种基本表现，如实质性肿物，包括良性、恶性肿物的声像表现，炎性肿块的声像表现，各类囊肿、脓肿、血肿、胃肠积液、胸腔积液和腹水等含液性病变的声像表现，气体、骨骼、结石的声像表现等。另外，还应熟悉超声显像诊断中常见伪差的识别。超声医师应具有病理解剖学和各科临床知识。超声显像诊断分定位诊断和定性诊断。腹部超声显像诊断定位一般定位于腹壁、腹腔和腹膜后，要判断病灶是在器官内还是器官外，还要定位病灶具体在某一器官及在该器官的部位、数目及与重要血管和相邻脏器的关系（浸润、挤压、粘连、牵拉）。定性诊断包括物理性质，即囊性、实性和混合性；病理性质，即炎症、肿瘤（良恶性）、外伤或先天畸形等；病变形态，即弥漫性或局限性；病变来源，即原发、继发；病灶转移，即经血液、淋巴转移或直接浸润等。

给患者进行超声检查时，还应注意提高仪器操作的技术。超声医师必须熟悉超声诊断仪器的性能，正确地调节各个按钮，充分发挥其功能，因此，在使用仪器前必须详细阅读技术操作手册，熟悉具体操作方法和程序。按规定程序给患者进行规范、全面细致的检查，优化组合各控钮功能和条件，以获得理想的规范图像。

三、结合临床，综合判断

这一点极为重要。如有 1 例 20 岁男性青年，外院 B 超报告髓质海绵肾，临床要求做常规腹部检查。经笔者超声检查判断不是髓质海绵肾（髓质海绵肾超声图像有特殊表现），而是肾钙沉着，考虑可能是高钙血症，当即做甲状旁腺超声检查，发现2个甲状旁腺腺瘤（原发性甲状旁腺功能亢进症）。本例的正确诊断说明超声医师应具有钙、磷代谢和内分泌疾病的临床知识，并和超声检查结合起来。所以超声诊断要密切结合临床，超声医师要有临床经验，临床经验在临床思维中占有着重要的地位。临床经验是医学知识和医疗实践相结合的产物，是从一般理论原则过渡到具体病理认识过程的中介或桥梁。临床思维作为把握个别病理的认识活动，与医师的临床经验有着密切关系。在临床思维中，医师的临床经验，对于理解患者各种症状、体征的实际意义及其相互关系，对于充分运用类比方法，由已知去探索未知，对于把握疾病过程的本质演变，都有着重要的作用。对于临床思维来说，只有一般的理论和原则是不够的，还要借助于临床经验，对疾病过程的具有表现形式进行具体分析。医师临床经验是否丰富，是他临床思维能力的重要标志。当然，临床经验还需要在反复验证中不断积累，才能使临床经验在临床思维过程中充分发挥积极作用。

四、诊断全面、完整

超声显像诊断应力求全面、完整。所谓全面、完整就是除了形态诊断以外还应包括病因和病理诊断，这就是综合诊断的原则。除此之外还应遵循早期诊断和个体化原则。超声显像诊断应根据临床资料所提示的诊断思路，必须有意识地去发现病灶，同时也要注意阴性体征的意义，前者是赖以诊断的正面依据，后者是进行鉴别诊断的重要资料。实践机会多、重复次数多是超声显像诊断的重要特点。即使是同一患者的反复检查，也不是单纯的重复，而是在不同的病情下一次又一次的实践深化，促进对有关疾病在认识上的深化。超声显像诊断的另一个重要特点是对患者的许多问题都要及时做出判断。在其诊断过程中具有时间上的紧迫性和临床资料相对不完备性，要求超声医师立足于临床实践，并善于科学思维，在工作中敏锐地抓住基本的诊断线索，以便尽快确定诊断。

在这里笔者要推荐超声显像诊断的一种工作形式，即所谓"边做边想边说，边说边想边做"。昔日，北京协和医院内科张孝骞教授查房的独特形式是"边想边说，边说边想"，很有功效。我们在日常超声显像诊断工作中，特别是在疑难疾病会诊时也可以运用这种方法。这样可以对患者的各种问题着手思考、层层剖析，反复推敲后做出判断，考虑如何留有余地以便进一步探究。一方面能使自己的头脑有清晰的思维，另一方面，能使下级医师和进修医师得以清楚理解，并直接学到分析问题的思路和方法，进而提高和推动临床超声显像诊断工作。

第三节　疑难病首诊一次诊断病例

快速正确诊断疾病是各级医师的一项基本功，也是临床工作所追求的目标。作为一名优秀的超声医师，在日常工作中就要做到跨学科的"一站式"服务（同时可进行多器官、多系统的全身检查）和"全天候"即时检查（不要求条件，随时可检查），就应该对各种疑难疾病做到首诊一次即能明确诊断。对疑难病做到首诊一次确诊主要是对患者有利，能节约时间，按照时间就是生命的理念，一次诊断能使患者尽快得到治疗，甚至挽救其生命，并能节省患者的多项费用，减少患者的种种麻烦，缩短就诊时间，提高工作效率。实际上也是为国家节省医疗投入。

所谓疑难病例就是病情复杂曲折的常见病（涉及多器官、多系统病变）和疑难疾病。超声显像检查要做到首诊一次诊断绝非易事，需要超声医师具有认真负责的精神、过硬的基本功、迅速的判断能力和对疑难疾病诊断追寻到底的决心。以下实例达到了一次诊断的要领。

例1：患者女性，32岁。3个月前患者因"感冒"出现发热、咳嗽、头痛等症状，劳累后心悸、气短，渐加重。1个月来发生右眼视物模糊来诊。超声显像检查、心脏彩超显示心内结构未见异常，肝、胆、胰、脾、双肾超声显像检查未见异常。血管系统超声多普勒显像检查显示右颈动脉、右腋动脉、右桡动脉无血流频谱，右眼动脉及右视网膜中央动脉血流明显减低。左颈动脉、左腋动脉、左桡动脉、左眼动脉及左视网膜中央动脉血流正常。超声提示多发性大动脉炎。

例 2：患者男性，54 岁。低热、腹痛近 20 年。患者于 20 年前感冒后逐渐发生低热、腹痛，查体无阳性发现，实验室多次检查血常规呈正常范围，红细胞沉降率及各类酶数值在正常上限或略高，曾抗炎治疗无效。长期以低热、腹痛待查多次入院诊疗，曾开腹探查 2 次未有阳性发现，院内外多次会诊未能明确诊断。1989 年 10 月 18 日再次住院，内科要求做肝、胆、胰常规腹部超声检查。患者体瘦，慢性病容，精神略差。超声显像检查肝、胆、胰、脾、双肾未见异常。笔者当时考虑患者长期低热、腹痛，应该有病灶存在于体内，只不过以往未能发现。为了排除血液病，遂对腹腔淋巴结进行检查（内科医师并未要求）。腹腔淋巴结应在动脉旁边寻找，此患者未发现有肿大淋巴结，但发现腹主动脉病变，显示为管壁不均匀增厚，回声增强，并有不规则斑块。"以往查体难道医师没有发现异常吗？"只有一位医师曾在左下腹听到过血管杂音。当即笔者给患者进行了详细的血管超声检查，发现其腹主动脉、腹腔动脉、肝固有动脉和脾动脉的起始部、肠系膜上动脉、左髂动脉均有异常，管壁节段性增厚，回声增强，以左髂动脉为明显，管壁呈现明显的双侧局限性增厚。笔者又进行了听诊，在患者左下腹（左髂动脉处）听到了柔和、微弱的吹风样血管杂音，超声提示为多发性大动脉炎。

例 3：患者女性，68 岁。10 年前因肾恶性肿瘤行右肾全切除（病理报告为透明细胞癌）。2 年前常规 B 超检查右肾区有一肿物，逐渐增大，6 个月后 CT 检查证实右肾区有肿物，考虑肾癌复发。多次 B 超检查均在右肾区发现肿物，但未能明确判定肿物的来源及性质，来我院行 B 超会诊。腹部超声显像检查肝、胆、胰、脾未见异常；左肾略大（代偿性），右肾区显示 1 个 8.7cm×7.2cm 边界清楚的中等回声区，向左上压迫下腔静脉，彩色多普勒超声显像显示肿物后方有一个彩色血流，可引出类似肾动脉的血流频谱。根据二维超声显像及彩色多普勒血流显像判定肿物为实性肿块，并位于腹膜后原肾位置。多普勒血流频谱图形显示为类似肾动脉频谱图形的肾上腺动脉而非新生血管。因此，该肿瘤为良性肿瘤，来源于右肾上腺。最后判断为右肾上腺无功能性良性肿瘤。

例 4：患者女性，53 岁。发热、口干、谷丙转氨酶（GPT）增高伴蛋白尿 1 个月入院。患者于 1985 年 4 月开始出现受凉后发热，体温 38.4℃，伴乏力、食欲减退、出汗、眼干、口干。门诊检查尿蛋白（+），白细胞 5～7 个/HP，红细胞 3～5 个/HP。抗菌治疗后解热，3 周后又开始发热，其后上述症状渐加重。实验室检查血红蛋白 81g/L，红细胞 2.86×10^{12}/L，网织红细胞 0.006，尿红细胞 8～10 个/HP，尿蛋白定量 24g/24h，尿镜检红细胞形态异常，中段尿培养及尿抗酸杆菌均呈阴性，IgG 为 32.7g/L，IgA 及 IgM 正常，抗核抗体（ANA）及类风湿因子均呈阴性，血碱性磷酸酶（ALP）、血脂及钙磷均正常范围。超声显像诊断肝增大，肝被膜不光滑，肝实质回声不均匀，弥漫增强，肝门静脉正常，胆囊壁增厚，脾轻度增大，彩色多普勒血流显像脾血流丰富，双肾形态大小正常，肾皮质回声轻度弥漫性增强。超声提示为肝弥漫性病变，脾轻度增大，双肾皮质轻度弥漫性病变（干燥综合征引起的肝、脾、肾病变）。

例 5：患者男性，20 岁。外院 B 超诊断，双肾"髓质海绵肾"，要求我院 B 超会诊。超声显像检查肝、胆、胰、脾未见异常。双肾形态大小正常，肾被膜光滑，肾皮质、髓质分界清楚，皮质厚度、回声正常，肾髓质增大，回声增强，为均匀高回声的矩形体，肾盂肾盏不扩张，超声提示双肾钙质沉着症。当即给患者做了甲状旁腺检查，发现有 3 个甲状旁腺腺瘤。超声提示双肾钙质沉着症及甲状旁腺腺瘤。本例说明超声医师还应具备钙磷代谢障碍的内分泌疾病知识。

例 6：患者女性，34 岁。因"胆囊结石"行胆囊切除术，术后 2 个月复查 B 超，当时发现肝门区有局限性液体和斑块强回声，当时考虑斑块强回声及液体是否为术中遗留物，进一步扫查肝门区，在肝门静脉前方未找到正常胆总管，但却有无回声区存在，最后判定该无回声区为胆总管囊肿伴结石，而原手术为阴性开腹，误切了正常胆囊（术中发现其胆总管上端比正常胆总管宽 1 倍，但未继续向远端探查），其根源在于超声误诊为胆囊结石。本例说明误诊的超声医师对于正常胆囊和正常胆总管的解剖位置不清楚，只知胆囊结石而不知胆总管囊肿结石，因此，将胆总管囊肿结石误报为胆囊结石。此例说明超声医师具备解剖学等基础知识的重要性。

例 7：患者男性，37 岁。2 周来低热、头痛、腹胀、食欲减退，但无恶心、呕吐。在本市多家医院检查，谷丙转氨酶 50U/L，多次检查甲型、乙型、丙型、丁型、戊型肝炎病毒学指标均为阴性，胆固醇 12.74mmol/L（490mg/dL），三酰甘油 15.16mmol/L（583mg/dL），来做超声显像检查。患者既往无病毒性肝炎接触史，其父 10 年前死于肝内胆管癌。超声显像检查肝略增大，肝被膜不光滑，呈颗粒状，肝内血管不清晰，肝实质回声弥漫增强，肝门静脉 1.3cm，脾轻度增大。追问病史患者七八年来因工作原因（商业）饮酒过多，300g/d 以上，超声显像诊断为酒精性肝病、脂肪肝、脾大。

例 8：患者男性，51 岁。因复查肾囊肿来做腹部 B 超检查，发现肝脾大，追问病史，否认肝炎病史及接触史。近 5 年多次健康体检肝未见异常，双肾囊肿。谷丙转氨酶 60U/L，乙型肝炎病毒学指标为阴性，胆固醇 12.74mmol/L（490mg/dL），三酰甘油 15.16mmol/L（583mg/dL），本次超声显像检查肝大，肝被膜不光滑，呈颗粒状，肝内血管不清晰，肝实质回声弥漫增强，肝门静脉 1.7cm，脾中度增大（厚度 6.8cm），胆囊增大，胆总管 1.68cm。追问病史患者有 30 余年饮酒史，250g/d 以上。超声显像诊断为酒精性肝硬化、门静脉高压，脾大，胆囊增大，胆总管增宽，双肾囊肿。

例 9：患者女性，49 岁。食欲减退 2 周，皮肤黄染 1 周。患者 2 周前开始出现头晕、乏力、胸闷、食欲减退、厌油、恶心、呕吐。1 周前开始出现皮肤黄染，尿黄似浓茶色，但尿量无明显减少。肝功能检查发现谷丙转氨酶及胆红素增高，门诊以黄疸待查收住院。患者无恶寒、发热，无腹痛、腹泻，粪便颜色如常。实验室检查总蛋白 50.8g/L，白蛋白 33.6g/L，谷丙转氨酶 468U/L，谷草转氨酶 362U/L，总胆红素 106/μmol/L，直接胆红素 46μmol/L，尿素氮 5.36μmol/L，肌酐 64μmol/L。空腹血糖 5.4mmol/L，乙型肝炎病毒标志物 HBSAg（-），HBeAb（-），HBcAb（-）。当地县医院拟诊"梗阻性黄疸、胆囊萎缩"，须外科切除胆囊。患者拒绝手术即转我院诊疗。超声显像检查肝形态大小正常，肝被膜不光滑，肝实质回声轻度不均匀增强，光点增粗。胆总管内径 0.6cm，胆囊 6.0cm×2.0cm，壁光滑，其内未见异常回声，胰、脾、双肾未见异常回声。超声诊断为：①弥漫性肝损害；②胆囊、胆总管、胰、脾、双肾未见异常。追问病史，患者为油漆工人，工作 20 余年，未有相应的劳动保护。根据超声显像特征并结合病史及临床表现判定该患者为中毒性黄疸性肝病。

例 10：患者男性，46 岁。因门静脉高压、脾大 5 年，多次发生上消化道出血，3 年前行脾切除术。1 周前又发生上消化道出血，急诊入院。临床一直按肝硬化、门静脉高压、脾大、上消化道出血诊治。否认肝炎病史，其母患有相同病症，亦按肝硬化、门静脉高压、脾大，切除了脾。

入院查体：血压 110/60mmHg，脉搏 100/min，呼吸 18/min，轻度贫血貌。皮肤、巩膜无黄染。面部及全身皮肤无出血点及蜘蛛痣，无肝掌。双肺呼吸音清，未及闻干、湿啰音。腹部膨隆，左肋下缘见手术切口瘢痕，脐部轻度膨出，肝下缘可触及，移动性浊音阳性。肠鸣音正常。

实验室检查：血红蛋白 110g/L，白蛋白 39g/L，肝功能正常。HBsAg、HBeAg、HBcAb 及 HBVDNA 均呈阴性。超声显像检查显示肝失常态，略大，被膜尚光滑，肝实质及血流甚少，肝内充满多个椭圆形囊性无回声，并互相连通。肝门静脉 1.6cm，脾已切除。超声显像诊断为先天性肝内胆管扩张（Caroli 病，复合型）。先天性肝内胆管扩张复合型即肝内胆管囊性扩张合并肝纤维化，并可引起门静脉高压、脾大及上消化道出血。其母患病病史、症状及临床经过与该患者相同。本例外科长期误诊为肝硬化、门静脉高压、腹水、上消化道出血，并做了脾切除，表明本病种少见，而且以往的超声医师对本病缺乏认识。

例 11：患者女性，36 岁。发热、疲劳乏力 6 个月，加重 2 周。患者于 6 个月前无明显诱因开始发热，体温波动于 38.3～38.9℃，曾给予抗感染治疗无效。病程中患者自觉疲劳乏力，无咳嗽、气急、呕吐及尿频、尿急。2 个月前开始下颌部位疼痛，并伴皮肤发红。近 1 周发现尿黄，巩膜黄染，食欲明显减退，伴乏力。既往身体尚好，无肝病黄疸史，无腹痛及肝炎接触史，亦无输血史。家族成员均身体健康。查体全身表浅淋巴结无肿大，无皮疹，皮肤黄染，下颌部位局部压痛，皮肤发红。全身各关节无红肿及功能障碍，四肢肌力检查近端肌力Ⅲ～Ⅳ级，远端肌力Ⅴ级。实验室检查尿胆红素、尿胆原和尿胆素为阳性，谷丙转氨酶 136U/L（穆氏法），黄疸指数 62U/L，血胆红素 109.44μmol/L。碱性磷酸酶 96U/L，γ-谷氨酰转肽酶 1.026U/L，甲胎蛋白 29ng/mL，乳酸脱氢酶 1460U/L。入院后行下颌部位局部活组织检查病理诊断为皮肌炎。腹部超声显像检查胆总管为 1.4cm，胆囊为 7.1cm×3.1cm，胰腺形态大小正常，胰头区多个淋巴结肿大，对胆总管有挤压现象。双侧卵巢明显增大，回声减低。诊断为皮肌炎合并恶性淋巴瘤，淋巴结压迫胆总管引起的梗阻性黄疸（非外科性黄疸），经病理证实为 Burkitt 恶性淋巴瘤。用环磷酰胺、激素等治疗 2 周后，胰头区淋巴结及增大的卵巢明显缩小，黄疸减退。患者 1 个月后死亡。

例 12：患者女性，66 岁。发热、疲劳乏力 6 个月，加重 2 周。患者于 6 个月前无明显诱因开始发热，体温波动于 37.5～38.3℃，曾给予抗感染治疗无效。病程中患者自觉疲劳乏力，无咳嗽、气急、呕吐及尿频、尿急。近 15 天发现尿黄，巩膜黄染，食欲减退，伴乏力。既往身体尚好，无肝病黄疸史，无腹痛及肝炎接触史，亦无输血史。家族成员均身体健康。查体全身表浅淋巴结无肿大，无皮疹，皮肤黄染。全身各关节无红肿及功能障碍。实验室检查尿胆红素、尿胆原及尿胆素呈阳性，谷丙转氨酶 128U/L（穆氏法），血胆红素碱性磷酸酶 96U/L，γ-谷氨酰转肽酶 1.026U/L，甲胎蛋白 29ng/mL，乳酸脱氢酶 1460U/L。腹部超声显像检查胆总管为 1.46cm，胆囊为 6.5cm×3.1cm，胰腺形态大小正常，胰头区多个淋巴结肿大，对胆总管有挤压现象。诊断为恶性淋巴瘤，腹腔淋巴结肿大压迫胆总管引起的梗阻性黄疸（非外科性黄疸）。

由于胆道梗阻，胆汁反流引起的黄疸以往多数教科书均称为外科性梗阻性黄疸，其实在临床上还有多种疾病引起的梗阻性黄疸是非外科性的。笔者多年来所诊断的梗阻性黄疸病例有以下几种：①肝门部胆管癌；②胆总管结石；③胆总管癌；④胆总管转移癌；⑤胰头癌；⑥十二指肠肝胰壶腹癌；⑦先天性胆道闭锁；⑧十二指肠憩室；⑨慢性胆管炎；⑩硬化性胆管炎；⑪胰头区淋巴结肿大压迫胆总管（恶性淋巴瘤）；⑫心力衰竭及肝硬化引起胃肠管壁淤血、水肿。其中，前 8 种病变为外科性梗阻性黄疸（占梗阻性黄疸的大多数），后 4 种病变为非外科性梗阻性黄疸。曾有恶性淋巴瘤、胰头区淋巴结肿大引起梗阻性黄疸的患者被 CT 和临床误诊为胰头癌而行外科手术导致死亡的患者，应引起临床及影像学医师的重视。

例 13：患者男性，36 岁。2 年前参加长跑比赛后于当天晚上发冷、发热，体温达 39.2℃。急诊发现尿隐血呈阳性，血肌酐 128μmol/L，次日血肌酐为 260mol/L。当时按急性肾衰竭入院治疗，卧床，维生素 C、葡萄糖溶液静脉滴注，1 周后恢复，血肌酐降至正常，出院。2 个月后又因游泳后发现酱油色尿，此后尿隐血均为阳性。1 周前查血肌酐 125μmol/L，尿隐血为阳性。超声显像检查肝、胆、胰、脾未见异常；双肾形态大小正常，表面光滑，双肾皮质回声轻度弥漫增强，彩色多普勒血流显像显示肾血流速度减低，超声提示双肾皮质轻度弥漫性病变。

阵发性冷性血红蛋白尿（paroxysmal cold hemoglobinuria，PCH）为全身或局部受寒后突然发生的以血红蛋白尿（酱油色尿）为特征的一种罕见疾病。本病诱发因素多为受寒，表现为遇冷后再回到温暖的环境中数分钟至数小时内突然发生发热（可达 40℃）伴寒战，全身无力、腰腿酸痛、腹痛、头痛、恶心、呕吐，随后排出酱油色尿，但都持续时间较短，多为数小时，偶有数天者。患者伴有黄疸、脾大，反复发作者可有含铁血黄素尿。

例 14：患者女性，56 岁。低热、左胸痛 2 个月，临床要求做腹部超声检查，肝、胆、胰、脾、肾未见异常。患者诉说左侧胸痛比较明显。笔者当即给患者做了左胸超声检查，超声显像检查发现左侧第 6、7 肋骨有直径 1cm 圆形、均匀低回声结节，判定为肋骨转移癌，追问病史 20 年前因甲状腺功能亢进症行甲状腺治疗。

例 15：患者男性，24 岁，建筑工人。工作中从高空跌落致左肋肋骨骨折，急诊入院。骨科按骨折处理。入院后 2 周突然发生腹痛，不伴恶心、呕吐及腹泻。内外科急会诊未能明确诊断，并未考虑脾破裂，仅要求常规腹部超声检查。超声显像检查发现脾稍增大，于脾上段内缘发现不规则无回声区，其内未见彩色血流，同时在腹腔内发现片状液性无回声区，超声显像诊断为外伤延迟性脾破裂出血，腹水（血性腹水）。本例提示凡有因外伤左侧肋骨骨折者，均应常规检查脾，尤其是对延迟性脾破裂更应注意。

例 16：患者女性，36 岁。左侧乳房乳头上方直径 0.6cm 均匀低回声小结节，笔者根据结节位置和超声表现判定为乳腺癌，其后该患者在一家肿瘤医院进行超声引导下穿刺，病理报告未见癌细胞，但患者坚持要求做肿块切除术，术后病理报告为乳腺导管腺瘤。

例 17：患者男性，48 岁。超声显像发现右肝一孤立的直径 1.5cm 的低回声结节，其周有声晕，当时判定为转移性肝癌（患者无肝硬化）。根据声像图表现考虑此转移癌来源于大肠，又根据右半结肠血流流入右肝和左半结肠血流流入左肝的核素试验，最后判断其原发灶在升结肠，当即做了右半结肠超声显像检查，果然发现了升结肠癌。

例 18：患者女性，59 岁。无不适，体检超声显像发现腹水，扫查肝发现数个直径 0.5cm 低回声结节，根据声像特点判定该低回声结节为肝转移癌，其来源应该是腺体，又根据中老年男性腹水的首位原因为肝硬化、肝癌而中老年女性腹水的首位原因为卵巢癌的临床经验，当即给患者做了盆腔超声显像检查，结果发现左侧卵巢癌，据此明确了诊断（仅用时 20min）。

例 19：患者男性，68 岁。腹胀 3 年，加重并伴双下肢水肿 2 个月来诊。患者于 2 年前无明显诱因出现腹胀，伴乏力、食欲减退、消瘦，无恶心呕吐，无腹痛、呕血、黑粪。近 1 个月自感腹胀痛加剧，伴双下肢水肿，气短、尿少来本科检查。既往无肝炎、结核。家族无乙型病毒性肝炎病史。查体腹部膨隆，肝脾触诊不满意，肠鸣音正常，双下肢凹陷性水肿。实验室检查全血细胞下降。门诊以全血细胞下降收入院，住院 3 周未能明确诊断。超声显像检查为肝硬化，肝左叶增大，尾状叶明显增大，脾明显增大，腹水。超声提示肝硬化、脾大。考虑患者全血细胞下降为脾功能亢进所致。临床资料表明脾大为正常脾 3 倍时，即可发生程度不等的全血细胞减少。

脾功能亢进（hypersplenism）是一种临床表现为脾大，1 种或多种血细胞减少而骨髓造血细胞相应增生的综合征，切除脾后血常规可恢复正常，临床症状缓解。另外，全血细胞下降亦可由再生障碍性贫血引起。再生障碍性贫血（aplastic anemia），系由多种病因引起，以造血干细胞数量减少和质的缺陷为主所致的造血功能障碍，导致红骨髓总容量减少，代以脂肪髓，骨髓中无恶性细胞浸润，临床上以全血细胞减少为主要表现的一组综合征。

例 20：患者女性，76 岁。外院诊断原发性胆汁性肝硬化。患者 3 年前因右上腹部闷痛不适，就诊时发现肝大至右肋下 2.5cm，肝功能检查谷丙转氨酶 50U/L，拟诊"肝炎"。经保肝治疗 3 个月，症状无明显改善。其后又反复发生疲乏无力，右肝区闷痛，食欲减退。于 1 年前逐渐出现尿黄、皮肤黄、粪便色浅。本市某三级甲等医院消化科诊断为"原发性胆汁性肝硬化"。查体，体温、脉搏、呼吸及血压均正常。发育正常，营养中等，皮肤及巩膜轻度至中度黄疸，未见肝掌及蜘蛛痣。心肺无异常，腹平软，无腹壁静脉怒张。肝下界在右肋下 2.5cm 处，质地中等，边缘钝。脾左肋下 3cm。腹水征（－）。双下肢无水肿。实验室检查，粪便隐血（－），尿胆红素（＋），尿胆原（－）。胆固醇 12.17 mmol/L（468mg/dL），三酰甘油 14.64 mmol/L（563mg/dl），凝血酶原时间正常。黄疸指数 38U，总胆红素 25.2μmol/L（正常值为 0～18.8μmol/L），直接胆红素 17.6μmol/L（正常值为 0～13μmol/L）。白蛋白/球蛋白（A/G）为 3.6/3.1。谷丙转氨酶 40U/L，碱性磷酸酶 36U（金氏）。免疫学检查 IgG 为 2621mg/dL，IgA 为 216mg/dL，IgM 为 566mg/dL。类风湿因子试验（－）。乙型肝炎病毒标志物（－），甲胎蛋白＜30ng/mL。抗核抗体（ANA）（－）（＜1：40），抗平滑肌抗体（AMSA）（－）（＜1：20），抗线粒体抗体（AMA）1：640（＜1：20），抗壁细胞抗体（PCA）（－）（＜1：20），抗肝肾微粒体抗体（LKM）（－）（＜1：20），抗心肌抗体（HRA）（－）（＜1：20），抗线粒体抗体 M2（AMAM2）＞200↑（0～20）。核包膜型 1：640，胞质颗粒型 1：640，透明质酸（HA）391↑（＜110/mL），层黏蛋白（LN）108.00（95.0～135.0ng/mL），Ⅲ型前胶原肽（$P_{Ⅲ}P$）1.06（0.3～0.8）。超声显像检查，肝被膜不光滑，呈颗粒状，肝实质回声不均匀，弥漫性增强增粗，肝内血管不清晰，尾状叶厚 2.9cm，肝门静脉 1.35cm，胆总管上段 1.0cm，胆总管下段 1.6cm（胰头部位）。胆囊 9.2cm×4.6cm。胆总管、肝总管壁增厚，回声增强。于肝固有动脉周围可见淋巴结肿大呈团块。超声诊断为梗阻性黄疸（胆囊增大、胆总管增宽），肝硬化（继发性胆汁性），门静脉高压、脾大。梗阻性黄疸梗阻部位判定在十二指肠肝胰壶腹乳头处（良性狭窄）。胃肠双重造影为浅表性胃炎、胃底静脉曲张、十二指肠憩室，内镜逆行胰胆管造影（ERCP）证实十二指肠憩室压迫肝胰壶腹乳头。

例 21：患者男性，62 岁。活动后心悸、气短 2 年，黄疸 2 个月，加重 1 周来诊。患者 4 年来经常受凉后咳嗽，咳白色泡沫样痰，以冬季发作频。1 个月前因感冒发热咳嗽、咳痰，经抗炎治疗后病情时轻时重，走路快时心悸、胸闷、气急、腹胀，近 1 周黄疸及胸闷、心悸、气短加重收入院。患者有 10 年高血压及冠心病史，吸烟史 40 余年，每日 15 支，家族史无特殊。查体为体温 37.3℃，脉搏 114/min，呼吸 30/min，血压 135/90mmHg，皮肤轻度黄染，无发绀；颈静脉怒张，双肺可闻及细湿啰音，以右侧较明显，心尖搏动不明显，无震颤，心率 112/min，心律失常，肺动脉瓣第二音大于主动脉瓣第二音（P2＞A2），心尖部可闻及 2/6 收缩期杂音，腹部膨隆，肝脾触及不满意，移动性浊音（－），双下肢轻度可凹性水肿。实验室检查为血红蛋白 116g/L，白细胞 8.9×10^9/L，中性粒细胞 0.79，淋巴细胞 0.15，嗜酸粒细胞 0.04，单核细胞 0.02。尿蛋白（+），白细胞 0～1 个/HP，透明管型 0～2 个/HP。肾功能、血脂及血钾、钠等电解质均正常。血气分析为低氧血症。肝功能检查为谷丙转氨酶 35U/L，谷草转氨酶 40U/L，总蛋白 55g/L，白蛋白 25g/L，总胆红素（T-BIL）13.6μmol/L，直接胆红素（D-BIL）6.9μmol/L，凝血酶原时间 17.1s，活化部分凝血活酶时间 45.2s；HBsAg（－），抗 HCV（－），抗 HIV（－），癌胚抗原 7.2μg/L。内科住院 1 个月黄疸病因诊断不清，要求超声显像检查。超声显像显示肝脾大（中度），3 支肝静脉及下腔静脉增宽（中等度），尾状叶轻度增大，肝门静脉、脾静脉增宽，肠系膜上静脉增宽达 1.36cm，胆囊增大，胆总管 1.0cm（胰头处胆总管亦 1.0cm），胰头及胆总管内未见占位性病变。超声诊断为淤血性肝硬化，肝门静脉和肠系膜上静脉增宽，胆囊增大，胆总管轻度增宽，其阻塞位置判定在十二指肠肝胰壶腹乳头处（肠壁水肿）。当即对患者进行心脏超声检查发现患者左心房扩大明显，右心房、右心室、主肺动脉扩张，二尖瓣形态未见异常但活动受限，开放幅度减小变慢（房室过血减少）。诊断为冠心病（心肌硬化型），左侧心力衰竭及右侧心力衰竭。

例 22：患者女性，63 岁。因消瘦、疲乏无力，怕冷，手心黄染，眉毛脱落 4 年在本市多家就医。患者近 5 个月来上述症状加重，终日疲劳，休息后不缓解，伴有怕冷汗少，食欲欠佳，便秘、腹胀，继之手心黄染，脱毛脱屑等症。体格检查为体温 36.1℃、脉搏 66/min、呼吸 20/min，神志清晰，表情淡漠，语速较慢。全身皮肤呈暗蜡黄色，以手、足掌心为著，巩膜无黄染。皮肤粗糙，有鳞屑，指甲表面有裂纹，眉毛、睫毛、腋毛、阴毛稀疏。双肺呼吸音粗糙，心界稍大，心尖部可闻及双期杂音。腹部稍膨隆，肝脾未触及，双下肢轻度水肿。超声显像检查双侧甲状腺明显缩小，被膜不光滑，其内回声不均匀增强，未见局限性异常回声。甲状腺实质内彩色血流甚少。肝、胆、胆管、胰、脾、肾均未见异常。超声提示为甲状腺弥漫性萎缩性病变（桥本甲状腺炎）。心脏超声检查左心房、右心室，右心室流出道轻度增大。二尖瓣回声中度增强增粗，开放受限（中度）。心脏超声提示二尖瓣狭窄（风湿性心脏病）。本病为桥本甲状腺炎引起的甲状腺功能减退，甲状腺功能减退可引起多系统病变及相应症状。患者常就诊于多家医院多个科室，未能明确甲状腺功能减退症的诊断，因此，经常诊断为"心脏病"等疾病。本例患者面黄、手黄，长期误诊为黄疸、肝病，而实际面黄、手黄的原因为胡萝卜血症（假性黄疸）。其为甲状腺素缺乏使皮下胡萝卜素转变为维生素 A 及维生素 A 生成视黄醛的功能减弱，以致血浆胡萝卜素的含量增高。

例 23：患者女性，82 岁。全身水肿 8 个月，发热 3 周，内科住院 1 个月不能明确诊断。超声显像显示胆囊增大，胆总管 1.54cm，肝门部胰头区及脾门处淋巴结肿大，双腋下淋巴结及双侧腹股沟淋巴结肿大融合成团，脾大（临床查体均未发现），超声提示恶性淋巴瘤（非霍奇金病）。本例临床医师竟然未能发现全身的浅淋巴结肿大和脾大，表明内科医师体检基本功的重要性。

例 24：患者男性，48 岁。因肥胖、腹胀、血脂、血糖异常升高来诊。患者既往体健，工作繁忙，因商业活动终日宴请，约 20 年饮白酒史，250g/d 以上。近 4 个月食量增加，饮酒更甚，渐发生明显肥胖，体重增加 15kg。自感疲乏无力，气喘，腹胀，双侧肋部胀痛、不适。查体血压 150/90mmHg，体胖、面红，腮腺部位明显肥大，心肺（−），腹部膨隆，肝脾触诊不满意，移动性浊音（−），未扪及肿块，双下肢（−）。实验室检查血红蛋白 12.6g/L，白细胞计数 8.36×10^9/L，中性粒细胞 0.73，血小板 178×10^9/L，乳酸脱氢酶（LDH）291U/L，谷草转氨酶 62U/L，肌酸激酶（CK）94U/L，肌酸激酶同工酶（CK-MB）8U/L，乳酸脱氢酶同工酶 1（LDH-1）33%，血胆固醇 7.9mmol/L，三酰甘油（TG）3.68mmol/L，血清高密度脂蛋白 1.49mmol/L，血清低密度脂蛋白 4.68mmol/L。血糖 8.9mmol/L。超声显像检查肝大，肝被膜不光滑，肝内血管不清晰，肝实质回声不均匀增强，肝门静脉 1.47cm，脾厚 6.78cm，肋下 2.5cm。胰腺及双肾未见异常。超声显像诊断为酒精性肝硬化、门静脉高压、脾大。

例 25：患者女性，51 岁。发冷、发热（体温 39℃）4d 来做 B 超检查。患者于 4d 前无明显诱因出现发冷、发热、乏力，无咳嗽、胸痛、腹痛，无恶心、呕吐，腹泻，无尿频、尿急。门诊检查白细胞计数 11×10^9/L，中性粒细胞 0.84，谷丙转氨酶 88U/L，谷草转氨酶 72U/L，碱性磷酸酶 115U/L，

7-谷氨酰转移酶 62U/L，尿蛋白（＋），尿红细胞 3～5 个/HP，尿白细胞 5～7 个/HP。查体为双眉部分脱落，以眉梢明显。甲状腺弥漫性对称性增大，较硬，无结节。心肺（－），腹软，肝脾未触及，右上腹轻压痛。超声显像检查肝被膜不光滑，肝内回声不均匀弥漫增强、增粗；脾稍大，血流丰富；胆囊壁增厚，胆囊内和胆总管内有点状、絮状回声；双肾皮质轻度弥漫性回声增强。超声提示为弥漫性肝病，急性胆囊炎（轻型），脾轻度增大，双肾弥漫性病变。再次追问病史，患者 10 余年前因甲状腺增大怀疑慢性淋巴细胞性甲状腺炎，但未能明确诊断，也未治疗，患者同时发生绝经（37岁），亦未能明确诊断和治疗，近 2～3 个月双下肢膝关节疼痛，无红肿，无饮酒史，无服用避孕药及雌激素史。当即给患者行甲状腺超声显像检查，发现双侧甲状腺对称性弥漫性增大，回声增强，血流减少，超声提示为甲状腺弥漫性病变，慢性淋巴细胞性甲状腺炎。结合临床考虑患者有轻度甲状腺功能减退，其肝病变为自身免疫性肝炎。

例 26：患者男性，62 岁。1d 前本单位体检 B 超发现"腹水、右下腹肿物及肝血管瘤"，为进一步明确诊断，要求我院 B 超会诊。患者既往体健，无不适。平时工作繁忙，常年坚持长跑锻炼，并进行一种头低足高运动项目。每年体检 1 次（包括 B 超检查），均未发现异常。无烟酒嗜好。其父 40 年前死于肝癌。追问病史，患者 3～4 个月来略有消瘦，但腹围有增加，并无明显腹胀、乏力、食欲缺乏。病程中无腹痛、腹泻、呕吐、便血、盗汗、黄疸及黏膜出血。否认肝炎和结核病史。查体为体温 36.4℃，脉搏 76/min，呼吸 18/min，血压 120/80mmHg。一般情况好，发育正常，营养中等。皮肤黏膜无黄疸、蜘蛛痣及出血点，无肝掌。全身浅表淋巴结不肿大。心肺无异常，腹部略膨隆。右下腹可触及约 6.0cm×5.0cm 大小的肿块，质地中等，略有活动，表面光滑，边缘尚清，无压痛。肝脾未触及，腹部叩之浊音。移动性浊音（－）。肠鸣音正常，双下肢正常。腹腔穿刺未抽出腹水。超声显像检查为腹腔内可见片状无回声区，于右下腹回盲部位可见 1 个 6.5cm×5.8cm 边界清楚的中低回声区，与肠道关系密切，其周边及内部彩色血流甚少。肿瘤周围可见片状无回声区。在肝与膈之间、脾与膈之间及整个腹膜均可见形态相似、大小不等的囊性无回声区，并未见彩色血流。肝、胆、胰、脾、肾及胃未见异常。超声提示为：

①右下腹囊实性肿物，来源于阑尾（阑尾黏液囊腺瘤）；②黏液瘤腹膜广泛种植（腹膜假性黏液瘤）；③腹水；④肝、胆、胰、脾、肾及胃未见异常。

阑尾含黏液的囊性肿物有 2 种类型，一种是阑尾腔因严重闭塞而形成的潴留性囊肿，其肿壁仅有单层上皮，不是真性肿瘤；另一种是囊壁上皮细胞呈乳突状排列的囊腺瘤。后一种黏液性囊腺瘤瘤壁破裂后，瘤细胞可在腹膜种植和生长，并分泌黏液，产生黏液性腹水。阑尾黏液性囊腺瘤十分少见，有报道国内 1 个有 500 张床位的医院，每年发现本病不超过 1 例。1901 年 Frankal 首次报道阑尾黏液囊腺瘤并发腹膜假性黏液瘤。本病临床表现无特异性，主要表现为腹胀、腹部肿块、消瘦，虽有大量腹水，腹部外形不似蛙腹。浊音不在腹部两侧，移动性浊音也为阴性。腹部虽膨大，但一般健康情况良好。腹水难抽出或以粗针抽出胶冻状物为本病特点。文献中本病误诊率为 70% 以上。

例 27：患者女性，44 岁。右侧小腿肌肉疼痛 1 个月，加重 3d。患者 2 个月来双下肢小腿肌肉疼痛，右侧严重。近 1 个月逐渐加重，不能行走来诊。右小腿腓肠肌肿胀、压痛、紧张感，皮温略高，皮肤颜色无改变。近 1 周发生低热、乏力、恶心、未吐。既往患者患类风湿关节炎 10 余年，双手指关节可见畸形。患者长期服用来氟米特（爱若华）、洛索洛芬钠（乐松）、美洛昔康（莫比可）及复方倍他米松注射液。超声显像检查为右小腿腓肠肌中上段呈囊实性病变，肌肉损伤断裂，肌纤维回声不连续，排列紊乱，肌肉溶解。病灶呈较均匀低回声，并有大量的液体无回声包绕其周，张力甚大。病灶穿刺抽出透明、无血性液体，即可与外伤性血肿及脓肿进行鉴别。首诊后第 3 日，超声显像发现双肾增大（左肾 12.3cm×5.3cm，右肾 11.6cm×5.2cm），肾皮质、髓质分界清楚，回声增强，厚度增加（左肾肾实质厚 3.0cm，右肾肾实质厚 2.6cm），肾盂、肾盏不扩张。彩色多普勒超声显像显示肾血流中等度减少。超声显像诊断为右下肢腓肠肌肌纤维溶解症继发肾弥漫性病变（急性肾衰竭）。

急性横纹肌溶解症是一组由各种原因引起的骨骼肌损伤，细胞膜遭受破坏，细胞内容物（如酶类、钾、磷、肌酐和肌球蛋白等）释放入血液中而发生的临床综合征。临床表现为横纹肌肌痛、肿胀、无力、棕色尿（肌球蛋白尿），主要特征是血清肌酸激酶（CK）、肌球蛋白升高和肌球蛋白尿，并继发急性肾衰竭。早期病因治疗减少肌肉损伤、恢复其血流、防治急性肾衰竭对改善预后有积极作用。本病早期的症状轻微且无特异性，包括肌肉组织的无力、触痛、全身不适及恶心，这些症状容易被患者忽视。临床上最重要的表现是肌红蛋白尿及尿比重＞1.025（尿中含有大量的肌红蛋白）。肌红蛋白尿色可以从最初的淡红色、深红色发展到酱油色。实验室检查最重要的指标为肌酸激酶急剧升高。

例 28：患者男性，58 岁。肾结石碎石术后肾损伤引发弥散性血管内凝血。右肾结石行碎石术，术后 12h 即发生发冷、发热、腰胀痛、明显血尿。超声显像表现为右肾外形及结构均有明显改变，右肾明显增大，被膜不光滑，皮质、髓质分界不清，肾盂、肾盏亦不能显示。整个肾变为模糊不清的一团增大的不均质软组织回声团块。超声显像报告为右肾损伤及功能明显受损。许多疾病在发病过程中都可以引起弥散性血管内凝血（DIC），主要是由于促凝物质进入血液循环而引起广泛的血液凝固。临床表现主要有两种症状：①由于血液凝固后形成微血栓堵塞血管，组织器官发生缺血性损害；②由于在血液凝固过程中大量的凝血因子（包括血小板）被消耗，同时激活继发性代偿性的纤维蛋白（原）溶解而发生严重的大量出血。本病分为急性和慢性两类。急性病势凶险，病死率高；慢性者有时临床不易发现。本病临床主要表现为出血、休克、内脏器官损害及溶血等。引起弥散性血管内凝血的病因很多，其中以感染和肿瘤最为多见。

例 29：患者女性，68 岁。胸痛、心电图异常、血清酶增高，急性胰腺炎。胸痛、心前区及腹上部疼痛 6h，以冠心病、心绞痛，不除外心肌梗死收入院。查体为体温 37.81，脉搏 108/min，呼吸 23/min，血压 130/90mmHg，心音较弱，双肺（－），左中上腹有压痛，肝脾未触及，肠鸣音正常。心电图示 ST-T 段改变，提示心肌供血不足，血谷草转氨酶（GOT）86U/L，谷丙转氨酶（GPT）74U/L，肌酸磷酸激酶（CPK）1004U/L，乳酸脱氢酶（LDH）1263U/L，淀粉酶（Amy）2240U/L，胸部 X 线检查（－）。经进食、抗炎、改善冠状动脉供血等处理后第 4 天复查 GOT、GPT、CPK、LDH 降至正常，10d 后淀粉酶恢复正常，检测心电图无动态变化。超声显像检查为肝、脾、双肾未见异常；胰腺增大，被膜不光滑并有破口处，胰腺内部回声不均匀增强，胰腺内外均有片状无回声区；胆囊壁增厚（0.7cm），胆囊内可见多个结石回声。超声提示为急性胰腺炎、胆囊炎、胆石症。

本例患者为老年患者，有冠心病、心绞痛病史，胸痛伴血清酶增高，心电图异常，警惕心肌梗死是必要的。血清酶短暂升高，4d后降至正常，所以不考虑急性心肌梗死，而是与心肌梗死相似的疾病。本例患者胸部及中上腹痛，左中上腹有压痛，血淀粉酶明显升高，超声显像检查胰腺明显肿大，可明确诊断为急性胰腺炎。

通过本例病例可得到如下启示。

（1）部分中重度急性胰腺炎患者不仅血清淀粉酶升高，也伴有GOT、GPT、CPK、LDH等异常升高。国内一组52例急性胰腺炎中有67.3%的患者伴有血清酶学异常，其可能原因有以下几种。

①胰腺细胞坏死、损伤，细胞内的酶释放入血流，且组织酶活力远高于血清酶活力。

②乳酸脱氢酶除心肌外，胰腺、肾损伤亦可升高。

③出血坏死性胰腺炎并发休克或多器官衰竭时可致心血管系统损伤，引起血清酶升高，乳酸脱氢酶、肌酸激酶则多在心肌损伤时升高。

（2）急性胰腺炎与急性心肌梗死血清酶变化规律不同，急性胰腺炎的血清肌酶升高是短暂的，治疗3～4d可恢复正常，而血清淀粉酶则需1～2周逐渐降至正常。急性心肌梗死的血清肌酶的恢复需数周，但不伴血清淀粉酶的升高。

（3）急性胰腺炎只有少数伴有心电图的异常，以T波、ST段改变为主，较少有类似心肌梗死的图形，待病情好转时可恢复，而心肌梗死患者多有典型的心电图演变过程。

（4）急性胰腺炎除血清酶学异常外，多有超声显像、CT检查显示其胰腺的肿大或坏死的改变，而心肌梗死患者则无此改变。

（5）对中重度急性胰腺炎，尤其是老年患者在综合治疗过程中注意监测和保护心脏是非常必要的。

例30：患者女性，42岁。因肾功能不全（血肌酐207μmol/L，血尿素氮9.8mmol/L）就诊。超声显像检查左肾7.11cm×3.36cm，右肾7.93cm×3.85cm。

肾被膜不光滑，肾皮质与髓质分界清楚。左肾皮质厚 0.65cm，髓质厚 0.89cm。右肾皮质厚 0.69cm，髓质厚 0.74cm。双肾肾皮质（包括肾柱）回声弥漫性增强。肾盂、肾盏不扩张。彩色多普勒血流显像显示双侧肾血流明显减少。询问病史，患者数年多次尿检均为阴性，无蛋白、管型及细胞。近 5 年有高血压病，血压在 140～165/90～95mmHg，服用降血压药后，目前血压维持正常。8 年前妊娠期曾有血压增高，但尿检正常。超声显像检查显示双侧肾缩小，肾皮质回声弥漫性增强，超声提示为双肾弥漫性萎缩性病变。其超声图像与慢性肾小球肾炎及慢性肾衰竭相似。但患者无蛋白尿，笔者考虑是否为免疫性疾病。其中，甲状腺疾病相关肾病变的蛋白尿特点为非肾病性（少 M 或微 M 蛋白尿），蛋白尿与肾病变程度不平行。随后的超声显像检查中发现肝弥漫性病变，类似于慢性肝炎。但患者乙型肝炎病毒标志物呈阴性，肝功能正常，进一步提示免疫疾病的可能。再次询问病史，患者有怕冷、不出汗、心率慢（60/min）、明显脱发及贫血等症状。笔者当即给患者做甲状腺超声显像检查，超声显像显示甲状腺左右叶轻度增大，其被膜不光滑。甲状腺实质还是弥漫性增强，CDFI 显示甲状腺血流明显减少。

超声提示：①甲状腺弥漫性病变（慢性淋巴细胞性甲状腺炎）；②双肾弥漫性萎缩性病变（慢性淋巴细胞性甲状腺炎相关肾病变）；③肝弥漫性病变。

嘱患者做有关甲状腺疾病实验室检查，2d 后报告为：抗甲状腺球蛋白抗体（TGAb）38.6U/mL（<40U/mL）；抗甲状腺过氧化物酶抗体（TMAb）>1000U/mL（<35U/mL）；三碘甲状腺原氨酸（TT_3）1.07ng/mL（0.60～1.81ng/mL）；甲状腺素总量（TT_4）8.30ng/mL（4.50～10.9ng/mL）；游离三碘甲状腺原氨酸（FT_3）2.47ng/mL（2.3～4.2ng/mL）；游离甲状腺素（FT_4）1.07ng/mL（0.89～1.80ng/mL）；促甲状腺素（TSH）0.12μU/mL（0.35～5.5μU/mL）。证实了患者患有慢性淋巴细胞性甲状腺炎相关肾病变。

例 31：患者女性，67 岁。外院 B 超报告左肾后下方低回声肿物不能明确诊断，要求 B 超会诊。超声显像显示左肾后下方 6cm×5cm 不规则低回声与无回声区，后方回声略增强。其下方沿髂腰肌向下伸延（内无血流显示）。该异常回声区定位于腹膜后，并确定为含液性病变，为非纯囊性，考虑为脓性病变，认为是腹膜后寒性脓肿，其来源于腰椎结核病变，并推测为 L_3，当即对腰椎椎体进行扫查，发现 L_3 椎体有溶骨性破坏病灶（1.8cm×1.3cm）。该病灶有血流显示，L_3 椎体边缘回声不连续。超声诊断为 L_3 椎体溶骨性破坏（腰椎结核）伴左侧腹膜后寒性脓肿。追问病史，患者 2 个月来腰痛，近 1 个月左下肢痛，步行 10min 因左下肢痛需休息。患者不发热，但有盗汗及乏力，X 线报告腰椎骨质增生。2 周后患者手术证实本次超声诊断正确。

例 32：患者女性，63 岁。10d 前肉眼血尿 1 次，其后数次尿检均有多量红细胞，无蛋白及管型。本市某医院超声报告双肾无结石及占位病变，要求本院超声会诊。追问病史，近 1 个月左腰部不适。有高血压病 20 年、2 型糖尿病 3 年。血压及血糖控制尚满意。超声显像显示双肾形态大小正常，肾被膜光滑，肾皮质及肾髓质分界清楚，比例正常，未见异常回声。双肾血流正常。右肾肾盂轻度扩张（较一般憋尿后的肾盂略宽）。右输尿管未见异常。左肾肾盂内无尿液显示，肾盂内可见 2.5cm×2.2cm 低回声，并向输尿管延续，超声诊断为左肾肾盂癌；右肾肾盂稍宽，考虑为左肾肾盂癌所致。MRI 报告的左肾多发小囊肿，实为扩张的肾小盏（肾盂癌所致）。肾囊肿的病理来源为肾小管而发生部位应该在肾实质内。

例 33：患者女性，18 岁。突发胸闷、憋喘 5h，药物流产术后 4d。患者 4d 前因停经 3 个月行药物流产术，排出肉样物和血块。当时无发热、腹痛，仅有少量阴道出血。来院前乘 4h 汽车从老家回京，上楼时突发胸闷、憋喘伴心悸、出汗，无发热及胸、腹痛，随即来我院急诊。患者痛苦状，憋喘，不能平卧，皮肤花斑，四肢末梢发绀。神志清，血压测不出。心率 130/min，呼吸浅快，为 30/min。心电图示窦性心动过速，$V_1 \sim V3$ 高 R 波，$V_1 \sim V_6$ 导联 ST 段压低 0.1～0.4mV，T 波倒置。静脉给予多巴胺、呋塞米、去乙酰毛花苷后憋喘症状略有缓解，血压 100/60mmHg。心脏超声提示右心增大，三尖瓣轻度反流，肺动脉增宽，肺动脉收缩压 67.9mmHg。胸部 X 线片示双下肺纹理粗重模糊。左肺动脉膨隆，右下肺动脉增宽，考虑为肺动脉高压，双下肺感染。胸部 CT 提示右肺上叶后段、右肺下叶外侧基底段及左肺下叶后基底段可见斑片状渗出影，边界不清。心脏轻度增大，肺动脉主干增粗，诊为肺动脉高压，双肺感染。

查体：心界叩诊不大，心率 126/min，心律齐，肺动脉瓣第二音大于主动脉瓣第二音（P2＞A2），各瓣膜听诊区未闻及杂音。未闻及奔马律、开瓣音及喀喇音等。未闻及心包摩擦音。双肺呼吸音粗，双肺底可闻及少量湿啰音。腹软，无压痛及反跳痛，肝脾肋下未触及，双下肢无水肿。四肢末梢轻度发绀，四肢皮温低。留置尿管，卫生护垫可见少量出血，未见脓性分泌物。

腹部彩超肝、胆、脾未见异常。妇科 B 超示子宫 67mm×54mm×52mm，宫腔内不均略强回声 41mm×18mm，子宫增大，宫内异常回声。

实验室检查白细胞计数（23.7～29.7）×10⁹/L，红细胞计数 4.87×10¹²/L，血红蛋白 145g/L，血小板计数 60×10⁹/U，粒细胞 59.1%～86%。超敏 C 反应蛋白 11.4mg/L，红细胞沉降率 31mm/h。生化（2010-11-16 急诊）为血糖 13.29mmol/L、肌酐 107μmol/L、尿素氮 3.7mmol/L、钠 134.5mmol/L、钾 3.98mmol/L、肌红蛋白 38.7ng/mL、肌钙蛋白 1＜0.05ng/mL、肌酸激酶同工酶 ＜1.0ng/mL、B 型尿肽 647pg/mL、D-二聚体 76ng/mL。血浆硫酸鱼精蛋白副凝固试验（3P 试验）为阳性。血气分析 pH7.18，动脉血氧分压 53mmHg、动脉血二氧化碳分压 29mmHg、HCOf 10.8mmol/L、动脉血氧饱和度 77%，剩余碱-17.6mmol/L。多次病源学培养致病菌阴性。

院内会诊：①诊断：肺部感染、肺动脉高压原因待查，休克、血小板减少症、肾功能不全、Ⅰ型呼吸衰竭、代谢性酸中毒、低钠血症、药物流产术后，妇科感染。②立即收入监护病房抢救治疗。③积极维持生命体征及血流动力学稳定；给予第四代头孢菌素、莫西沙星联合抗感染治疗。④无明确肺栓塞诊断依据，且患者血小板偏低，暂不抗凝、溶栓治疗。⑤必要时行肺动脉 CT 血管造影（CTPA）检查。⑥吸氧。密切监护生命体征及病情变化，随时请院内相关专家会诊，必要时请外院专家会诊。其后做胸部 CTPA 平扫+增强，示右肺上叶后段、下叶外基底段及左肺上叶舌段、下叶背段多发不均匀斑片状渗出影，边缘不清晰，右心轻度增大，肺动脉主干直径明显增宽，肺动脉分支纤细，肺动脉显影清晰，未见明显充盈缺损，考虑为特发性肺动脉高压，双肺感染。患者从小学起就不能参加体育运动，轻微活动即发生憋喘、心悸，休息后可缓解，从未就医。

院外会诊：患者既往自幼即存在活动耐量低下，不能参加体育活动，推测原有心肺疾病，结合胸部 CTPA 影像学表现，肺动脉主干明显增粗，肺动脉分支纤细，呈枯树枝样，考虑为特发性肺动脉高压，先天性肺血管发育不良，此次突发喘憋与药物流产、劳累、感染等因素使肺动脉高压加重有关。

经 2d 积极抢救，治疗无效死亡。

死亡诊断：休克，梗阻性休克，感染中毒性休克，特发性肺动脉高压（中度至重度），先天性肺血管发育异常，右心扩大，右心功能Ⅳ级（NYHA 分级），心律失常（窦性心动过速），肺部感染，Ⅰ型呼吸衰竭，代谢性酸中毒，呼吸性碱中毒，电解质紊乱（低钙血症），血小板减少症，药物流产术后宫腔残留。

死亡原因：特发性肺动脉高压（中度至重度），急性右侧心力衰竭，Ⅰ型呼吸衰竭。

专家点评：评者认为本例应诊断为肺动脉栓塞（左肺动脉主干及右肺动脉下支），肺梗死。血栓来源为盆腔静脉血栓，为药物流产术后，而 4h 的汽车颠簸为血栓脱落的诱因。死亡原因为急性肺源性心脏病、心力衰竭、心源性休克。其依据如下：①急性发病，无法解释的急性发作性的憋喘、心悸，应首先考虑肺动脉栓塞；②原有心肺疾病更易发生肺动脉栓塞；③肺部渗出性阴影及白细胞计数升高应为肺梗死所致，而非炎症；④特发性肺动脉高压远比肺栓塞少见，心脏超声右心室壁不厚即可排除特发性肺动脉高压，而右心扩大表明急性肺动脉高压实为肺动脉栓塞所致；⑤本例栓塞部位应为左肺动脉主干及右肺动脉下支。

探研疾病本质即诊断分析时应把解剖、病理、临床及超声等知识结合起来进行科学的分析。本例诊断分析时应具有盆腔血管及肺动脉解剖知识。女性盆腔静脉数量多，无瓣膜，血流缓慢（与其功能相适应），有诱因时容易发生血栓形成（占静脉血栓形成第二位）。肺动脉左支比右支细，故相同直径的血栓（经过右心瓣膜撞击的血栓）必然栓塞肺动脉左支及右下支（血栓下行）。临床表现则为不明原因、不能解释的突发呼吸困难、憋喘、心悸及休克，应首先考虑急性肺动脉栓塞，且血栓较大，栓塞了肺动脉或较大分支。

本例心脏超声表现为右心扩大、肺动脉主干增宽，但右心室壁不厚，表明为肺动脉栓塞所致而非特发性肺动脉高压。后者为慢性病变，病理为肺动脉阻力增加，肺血流量减少，右心压力负荷增加导致右心室壁肥厚及纤维化，超声显像必有显示。

例 34：患者女童，10 岁。10d 前发冷、发热（38.5～39.7℃），头痛、头晕、恶心、未吐，食欲减退、腹部不适、不咳嗽、无腹泻。本市某三级甲等医院因患儿有口角"抽动"1 次疑癫病发作，做脑 CT，脑电图等未见异常而转神经专科医院又做脑部磁共振成像及 24h 脑电图未发现异常，不能确诊来我院求诊。根据患儿发冷、发热及血白细胞计数 13.6×10⁹L，中性粒细胞 76%，笔者考虑患儿发热为感染性发热，但无上呼吸道感染症状，故可排除。超声显像检查为颈部淋巴结不大，甲状腺未见异常，双侧肋膈角正常，未见胸腔积液，肝、胰腺未见异常，胆囊胆道无炎症表现，脾稍大且血流丰富，为感染性（发热）病变反应；双肾、输尿管及膀胱未见异常，排除了胆系及泌尿系感染；腹腔淋巴结不大，排除了淋巴瘤等血液病；子宫附件未见异常，也排除了妇科疾病。唯检查出盆腔积液（少量），为异常表现，但 10 岁女童无盆腔感染之可能，继续检查发现腹腔和盆腔交界处盲肠下方、右附件上方有一 3.9cm×1.8cm 的囊性无回声，囊壁厚薄不均，其内有少量低回声光点，并可微动。囊壁血流丰富，以右壁及右上方区域明显，考虑该囊性无回声为腹腔脓肿，静脉滴注头孢拉定 6d 无效，其可能为肠道阴性菌感染。患儿感染性发冷发热，肌肉抖动、抽动甚常见，并非癫痫引起，以往数家医院包括两家三级甲等医院在诊断时只考虑癫痫做脑 CT 及脑磁共振成像等昂贵检查而未做价格低廉的胸部 X 线片及腹部 B 超检查是非常不对的。患者有发冷、发热及白细胞增多，其体内定有感染病灶，临床和影像学医师应努力寻找。

例 35：患者男性，48 岁。因头晕，门诊以颈椎增生来做颈部血管彩色多普勒检查。超声检查显示左颈总动脉未见异常，右颈总动脉管壁增厚，管腔窄，血流明显减慢。患者无糖尿病及高脂血症等代谢病。追问病史，1 年前，患者右眼视力减退，两家三级甲等医院眼科均诊断为右眼视网膜静脉栓塞。患者右手发凉、指尖发麻、握力减低，多次右上肢血压测不出并不能触及脉搏，左上肢血压 120/80mmHg。当即给患者做右眼及右桡动脉超声检查。超声显像显示视网膜中央动脉血流不显示，右桡动脉管壁不光滑、增厚，管腔有不规则狭窄，其内血流明显减低。超声考虑为多发性大动脉炎 I 型（累及头颈部及右上肢）。再次追问病史，患者 1 年前曾有短期发热。最后诊断为多发性大动脉炎Ⅰ型，慢性期。

例36：患者男性，80岁。超声会诊腹腔少量积液。询问病史，7年前本市某三级甲等心血管医院诊断为原发性醛固酮症，行右肾上腺切除，术后患者血压仍高，现有憋气、下肢水肿。笔者考虑老年患者腹水应想到癌症等恶性疾病，仔细扫查了肝、胆、胰、脾、双肾、胃肠及腹腔淋巴结，未发现上述器官异常回声，除发现少量腹水外，又见下腔静脉增宽（2.7cm），上追3支肝静脉均增宽（中肝静脉1.4cm），判定为淤血肝，疑为心力衰竭引起，当即做心脏超声检查发现左心房明显增大（6.4cm），二尖瓣回声增强，后瓣不能开放，前瓣开放受限，M型超声心动图二尖瓣波群为城墙样改变，右心室增大（3.8cm），左心室不大，超声诊断为风湿性心脏病，二尖瓣狭窄，心力衰竭。心血管医院阴性开腹是由于把继发性醛固酮症误诊为原发性醛固酮症。患者二尖瓣狭窄，心排血量不足导致肾缺血，引发肾素增加为继发性醛固酮症。本例临床听不见二尖瓣舒张期杂音是由于过瓣血流少（左心房—左心室速度亦慢），另外，本例心力衰竭为左心房衰竭（容量负荷过大），洋地黄治疗无效，适用利尿药。

例37：患者男性，55岁。农民工，左肩胛区和左上臂（肘关节以上）疼痛2周余，呈持续性，平卧及睡眠时加重，无发热，左臂无红肿。既往体健，无外伤史。曾去多家医院就诊，外科、骨科、内科均无阳性发现。B超见可疑腹部肿块，要求超声会诊。超声检查肝、胆、胰、脾、双肾、胃肠及腹部血管未见异常，于腹腔内、腹主动脉周围可见多个肿大淋巴结，最大为3cm×2.4cm，并挤压肠系膜上动脉。超声诊断腹腔多个淋巴结肿大——恶性淋巴瘤（非霍奇金型）。恶性淋巴瘤为全身多组淋巴结受累（肿大），推测纵隔淋巴结亦肿大，并向后压迫（平卧加重）左臂丛及T_1、T_2神经根而引起左肩胛区和左上臂疼痛，可做胸部CT证实，若不能做CT，可化疗，待淋巴结缩小即不痛（间接证实）。

例38：患者女性，70岁。体检发现甲状腺"结节"，做超声甲状腺扫查，可见甲状腺体积饱满，右叶大于左叶，被膜回声不光滑并增厚，甲状腺实质回声不均匀增强，未见结节。彩色血流十分丰富，呈"火海"状，并可引出搏动性血流。超声诊断甲状腺功能亢进症。1周后甲状腺功能检查示促甲状腺激素（TSH）下降，三碘甲状腺原氨酸（T_3）、甲状腺素（T_4）升高，支持甲状腺功能亢进症诊断。询问病史，患者14年前行卵巢肿瘤切除，病理报告含甲状腺组织。此后逐渐发生头部震颤（摇头状），伴怕热、烦躁，体重减轻至40kg（身高160cm）。10余年来曾在北京多家三级甲等医院就诊，多位著名专家、教授诊断为特发性震颤。经中西医药治疗无效，饮酒亦无效，无一人考虑甲状腺功能亢进症。

老年性甲状腺功能亢进症又称淡漠型、无力型或隐蔽型甲状腺功能亢进症，因症不典型，多有误诊、漏诊。老年甲状腺功能亢进症的症状常突出某一系统的症状，尤其是心血管和胃肠道症状，发生心律失常和心力衰竭占50%以上，食欲减退者发生率较高，且多伴腹泻，故消瘦更为突出，呈恶病质，常误诊为癌症。眼病和高代谢症状群表现较少。甲状腺常不肿大，血清甲状腺素总量可在正常范围内，I摄取率增高，FT_3、FT_4常上升，TSH可为低值或测不出。全身症状较重，羸弱，明显消瘦，多器官功能衰竭，表情抑郁、淡漠。

震颤是关节不随意的、快速的节律性运动，多见于基底核或小脑损伤性患者，也见于其他情况，如甲状腺素功能亢进症、肝性脑病和老年人。震颤常表现为身体某部位出现节律较快、幅度不大的往返性运动，如手的"搓丸"样震颤及头颈部的"摇头"样震颤等。

特发性震颤是发生在中老年人呈常染色体显性遗传倾向的手、头和躯干的一种慢性进行性加重的震颤。致病基因有2个：3_q13（FETI）和$2_q22\sim25$（ETM或ET_3）。本病绝大部分起病于30岁后，40岁时症状明显，70岁发生率更高。男女均可累及。约60%有家族史。手及上肢逐步出现振幅大而明显、频率不快的动作性震颤，于写字、穿衣及持筷进食时明显。病初时震颤间歇出现，此后可转为持久性震颤，持重或运动时震颤减轻。下颌及口唇部震颤可造成构音不清，50%以上伴有头部摇晃和摆动。下肢震颤十分少见。本病病程长，症状随年龄增长而加重，在发病10～30年或以后影响工作和生活，需别人照料。若饮酒后震颤明显减轻者有诊断意义。

本病必须与帕金森病、甲状腺功能亢进症、锂盐或丙戊酸中毒、酒精戒断等疾病相鉴别。帕金森病的震颤以静止性震颤为主，并有肌张力增高、动作缓慢等。药物造成的震颤患者有服药史。甲状腺功能亢进症者有心率加快、烦躁、怕热，放射性核素测定甲状腺功能异常，但老年患者症状常不典型。甲状腺功能测定 T_3、T_4 可在正常范围，而 TSH 为低值。诊断须结合彩色超声检查。

例 39：患者女性，78 岁。查体发现双上肢血压不同，患者有高血压近 20 年。右上肢动脉血压 160～190/85～110mmHg，左上肢动脉血压 120～140/70～90mmHg（服用降血压药后血压可下降）。多家医院无法解释双上肢血压为何不同，不能给出诊断。超声显示右颈动脉壁增厚，回声增强，有明显斑块形成，血流上行（红色）。右椎动脉血流上行（红色）。左颈动脉壁亦见动脉硬化斑块形成，血流上行（红色），而左椎动脉血流下行（蓝色）。于左锁骨下动脉起始部发现 1.4cm×1.7cm 不规则、不均匀中高回声斑块（约占管腔 80%）。其近端可见反流现象达 4cm。超声诊断动脉粥样硬化，左锁骨下动脉起始部斑块血栓形成（占管腔 80%），左椎动脉血流逆行（盗血综合征）。

患者左上肢动脉血流大部来源于左椎动脉，其血流量远比正常锁骨下动脉血流量少，因此，左上肢动脉血压比右上肢动脉血压低很多。当即听诊发现胸骨上凹偏左可闻及 2～3 级吹风样杂音并向左传导。

动脉粥样硬化（atherosclerosis）是动脉硬化中常见的类型，为心肌梗死和脑梗死致死的主要病因。动脉硬化是动脉管壁增厚、变硬，管腔缩小的退行性和增生性病变的总称，常见的有动脉粥样硬化、动脉中层化（monckeberg arteriosclerosis）、小动脉硬化（arteriolosclerosis）。小动脉硬化是小型动脉的弥漫性增生性病变，主要发生在高血压患者中。动脉中层钙化多累及中型动脉，常见于四肢动脉，尤其是下肢动脉，管壁中层变质和局部钙化，多无明显的症状而为超声检查发现。动脉粥样硬化的特点是病变发生在动脉内膜，且主要局限于该处。先后有脂质和复合糖类积聚、出血和血栓形成、纤维组织增生和钙质沉着，并有动脉中层的逐渐退变和钙化。病变常累及弹力型和大、中等肌型动脉，多呈偏心性分布，如发展到阻塞动脉腔，则此动脉所供应的组织或器官将缺血或坏死。

动脉粥样硬化的病理变化主要累及体循环系统的大型弹力型动脉（如主动脉）和中型肌弹力动脉，以冠状动脉和脑动脉罹患最多，肢体各动脉尤其是下肢髂动脉和股浅动脉、肾动脉和肠系膜动脉次之，脾动脉亦可受累，而肺循环动脉累及极少。病变分布多为数个组织和器官同时受累，但有时亦可集中在某一器官的动脉，而其他动脉则正常。最早出现病变的部位多在主动脉后壁及肋间动脉开口等血管分支处，这些部位血压较高，管壁承受血流的冲击力较大，因而病变也较明显。

动脉粥样硬化最具特征性的病变为纤维斑块病变，一般呈淡黄色，稍隆起而突入动脉腔内或围绕血管分支的开口处，引起管腔狭窄。它主要由内膜增生的结缔组织和含有脂质的平滑肌细胞、巨噬细胞所组成。脂质主要是胆固醇和胆固醇酯，细胞外周由脂质、胶原、弹性纤维和糖蛋白围绕。病灶处纤维组织增生形成一纤维膜（纤维帽），覆盖于深部大量脂质（脂质池）上，脂质沉积物中混有细胞碎片和胆固醇结晶。斑块体积增大时，向管壁扩展。

50 岁以上男性，有下肢或上肢慢性缺血症状且动脉搏动减弱或消失者，伴有高血压、高血脂、糖尿病和（或）其他内脏（如脑、心、肾）等动脉粥样硬化的临床表现者，超声显像动脉壁内有斑块状钙化斑者，应考虑本病的可能。CDFI 有助于诊断。

例 40：患者男性，75 岁。食欲减退，食量减少 1 个月余，体重下降 2kg。皮肤黄染伴瘙痒，尿呈浓茶色 2 周。其间曾有发冷、发热、后背痛，但无腹痛。某三级甲等医院超声诊断为胆囊结石、肝内胆管扩张待诊。笔者会诊超声显像检查发现肝左右叶胆管均扩张，胆囊 8cm×2.2cm，壁光滑，胆囊颈部可见 1 枚 1cm 大小的结石，胆总管上段内径 1.2cm，中下段可见 1 枚 1.1cm 大小的结石（左侧卧位）。笔者考虑患者皮肤瘙痒为胆酸刺激引起，即存在胆酸和胆红素均高的胆汁淤积，超声显示胆管扩张，故其黄疸为梗阻性，梗阻部位在本次超声检查中应确定。虽然患者有胆囊结石和胆总管结石，但胆囊不大，胆总管上段仅 1.2cm，不能解释患者肝内胆管广泛扩张和黄疸，应另有其他原因。当即仔细扫查肝门区，发现有肿块阻塞肝左右管，为肝门部胆管癌，并向肝内二级胆管延伸（左侧明显），只是肿块回声近似肝背景回声，不易发现。

胆红素是代谢产物，在体内并无生理意义，但其升高则是某些疾病的反应。当血中胆红素在 17.1μmol/L（1.0mg/dl）以上，皮肤未见黄染者，称为隐性黄疸；当巩膜与皮肤出现黄染时，则称显性黄疸；如果血中只有胆红素升高而胆酸正常，称为高胆红素血症，如溶血性黄疸；如果血中胆红素正常而胆酸升高，称为胆汁淤滞，如妊娠性黄疸的早期；如果两者皆升高，称为胆汁淤滞性黄疸。未结合胆红素为脂溶性，可以透过神经细胞膜而引起核黄疸。新生儿 ABO 血型不合而产生溶血，如果血中未结合胆红素在 342μmol/L（20mg/dL）以上，即可发生核黄疸。

　　胆管结石很常见，随年龄增长，其发病率上升，老年人更为多见。不少患者并无症状。按结石所在部位可分为胆总管结石和肝内胆管结石。肝外胆管结石又称胆总管结石。结石可原发于胆总管内，称为原发性胆总管结石，也可由胆囊结石通过胆囊管排入胆总管内，称为继发性胆总管结石。结石在胆总管内随胆汁流动易嵌顿在胆总管下端狭窄处，导致胆总管梗阻。胆管内压力不断升高，致使胆汁反流引入梗阻静脉系统而形成胆汁血症。结石患者的胆汁内多数都有细菌感染，此时细菌随胆汁进入血液循环系统而引起菌血症和败血症，患者出现剧烈的右上腹持续性绞痛、高热、寒战和黄疸。严重者出现中毒性休克、脉率快、躁动、神志不清等，即为病死率很高的急性梗阻性、化脓性胆管炎。肝内胆管结石分为原发性和继发性两种。原发性肝内胆管结石发生在肝内胆管。肝外胆管结石导致胆汁引流不畅，结石在肝外胆管逐渐堆积延伸至肝内胆管。肝内胆管结石可发生在肝内胆管任何分支内，左侧多于右侧。

　　胆管癌多见于 50 岁以上男性患者，比胆囊癌少见，发病率占胆囊癌的1/4～1/2，近年发病率有增高趋势。与胆囊癌不同，其发生与结石无明显关系，常伴发慢性非特异溃疡性结肠炎和硬化性胆管炎（此类患者年龄较轻），后者发病原理未明。癌肿 2/3 发生在胆总管，亦可发生在肝总管、肝左右管汇合处（Klatskin 瘤）和肝左、右管及胆囊管，除少数为鳞状细胞癌外，胆管癌皆为硬化型和乳头型腺癌（前者有大量结缔组织增生）。胆管因癌细胞的弥漫性浸润而变硬增厚，癌肿环绕胆管浸润使胆管狭窄或堵塞，亦可呈结节状或乳头状肿块浸入腔内，使胆管部分或完全阻塞。大体病理分 3 型，即局部狭窄、弥漫性增厚及结节性肿物。前两种易误认为是良性病变（外伤后狭窄或硬化性胆管炎等）。胆管癌以腺癌最多见，腺癌又分为乳头状腺癌和黏液性腺癌。胆管癌常在早期即可发生扩散和转移。胆管癌的超声显像表现为扩张的胆管远端显示乳头状或团块状强回声肿块或扩张的胆管远端突然被截断或呈锥形狭窄，病灶处为强回声，边界不清，是被癌组织浸润所致。胆管癌呈强回声，一般无声影。脂餐后或改日复查病变位置，形态不变，发生在肝总管上端和肝左、右管分叉处的胆管癌，即肝门部胆管癌超声显像有特殊表现，肝内胆管高度扩张在肝门处截断，于肝门区肝左、右管内可见肿块回声，回声可强可弱，即所谓"蝴蝶征"（肿块为蝶体，扩张的肝内胆管为蝶翅上的条纹）。

胆汁淤积症主要是肝内胆汁淤积与肝外胆汁淤积，两者的鉴别主要从临床表现、生化改变、组织学及超声显像诊断等方面进行。其中应特别注意以下特征：肝外梗阻时肝体积增大，慢性肝外梗阻黄疸明显而急性肝内阻塞急性者黄疸明显，超声显像表现为胆囊、胆管扩张者为肝外梗阻，而肝内梗阻者胆囊不大；黄疸伴有瘙痒是胆汁淤积的特征性表现，而肝细胞性黄疸则无瘙痒，肝内胆汁淤积性黄疸发生轻微，而肝细胞性黄疸则发生快，恢复时黄疸消失缓慢。灰白色粪便是胆汁淤积性黄疸的表现，肝细胞性黄疸则无。谷丙转氨酶、谷草转氨酶在肝内胆汁淤积者<100U/L，而肝细胞性黄疸多>100U/L。

例 41：患者男性，18 岁。农民工，心电图异常为异位快速心律失常解释不清，内科拟诊先天性心脏病，要求会诊。笔者考虑患者虽然年轻，但无发绀，胸骨左缘第 2、3 肋间及第 4 肋间均无杂音，故可排除先天性心脏病。追问病史，患者 20 余日来心悸、气促，活动后加重（心率 110/min），伴出汗、乏力。近 1 周紧张、失眠、焦虑加重，食量多而体重不增。心尖部可闻及 2～3 级吹风样杂音，亦不能用风湿性心瓣膜病解释，后者为慢性过程，故而考虑病毒性心肌炎和甲状腺功能亢进症。但患者无发热且有第一心音亢进，这是病毒性心肌炎所没有的。心电图异位快速心律失常为交感神经兴奋表现。患者不发热而心率快用甲状腺功能亢进（高代谢症）解释较为恰当，即甲状腺素和儿茶酚胺协同加强儿茶酚胺对心肌的兴奋和刺激，心肌受到刺激而产生异位快速心律失常。当即做甲状腺超声显像检查发现甲状腺体积增大（峡部亦增厚），被膜不光滑，其内实质回声弥漫性增强，血流极为丰富呈典型"火海"状，超声诊断甲状腺功能亢进症，其异位快速心律失常为甲状腺素毒性作用。此后又做心脏超声显像检查为各心房、心室腔不大，左房室瓣、右房室瓣、主动脉瓣及肺动脉瓣开放关闭良好，未见异常血流，唯有心率较快。

甲状腺功能亢进症时，眼外肌病变表现为水肿、增粗、肌纤维变性、纤维组织增多、黏多糖沉积、透明质酸增多、沉积、淋巴细胞和浆细胞浸润。骨骼肌与心肌亦可有类似病变，但程度较轻。心电图异位快速心律失常是由于甲状腺功能亢进高动力循环，心肌负荷过度，形成窦房结区域折返性心动过速（窦房结区域正常心肌与病变心肌折返心尖部2～3级收缩期吹风样杂音为心率加快、血流加速造成。患者离开山东老家到北京打工仅1周，独自承受生活、工作压力，精神紧张，为发病诱因。

例42：患者男性，78岁。20d前患"肺炎"，在内科治疗，其后胸部CT发现心包积液，要求超声会诊。心脏超声显示心房、心室各腔大小及主动脉、主肺动脉均正常。左房室瓣及主动脉瓣部分增厚、回声增强，并有轻度关闭不全（少许反流），属于老年瓣膜病。右心室游离壁前方有宽0.6cm的液性无回声区，超声诊断为心包积液，积液量在100～150mL（轻度积液）。本例心包积液超声显像透声良好，表现为"干净液体"，进而判断积液中有形成分较少，不似外伤、尿毒症及结核性积液，后者因含蛋白、细胞较多，超声显像应有低回声显示。本例为非出血性积液，类似胸腔积液、腹水中的漏出液，因此，考虑为非感染性积液。追问病史，患者既往无明确病症，也不发热，不考虑结核、风湿等病。患者近1个月来乏力、精神差、食欲减退伴消瘦，笔者考虑是否有甲状腺功能减退可能，65岁以上人群甲状腺功能减退症患病率在2%～5%（发病率甚高）。当即为患者做甲状腺超声扫查，发现甲状腺体积增大（增厚），以甲状腺左叶明显，被膜不光滑，甲状腺实质回声增粗、增强，呈弥漫性。甲状腺左叶血流明显减少，超声诊断为慢性淋巴细胞性甲状腺炎、甲状腺功能减退症。最后判定其心包积液为甲状腺功能减退引起。

例43：患者女性，75岁。体检发现CA125升高[150U/mL（<35U/mL）]（2次），怀疑消化系统肿瘤，胃镜报告浅表胃炎。消化道造影及外院B超未见异常，要求超声会诊。腹部超声检查发现轻度脂肪肝，肝内胆管（二级胆管）轻度扩张，胆总管上段、中段1.1cm，下段（胰头部位）0.35cm，其内有

点状及细条状低回声。胰头不大，胰腺被膜不光滑，实质回声粗糙且不均匀增强，为慢性胰腺炎表现。另外，临床超声检查较常见的胆总管轻度扩张（内径 1.1cm），不至引起肝内胆管扩张和胆汁淤积，而本例则由于胆囊已切除，失去调控和缓冲能力。

例 44：患者女性，61 岁。3 周来双眼视力下降，左眼明显，某三级甲等医院眼科怀疑其视网膜出血及视网膜脱离，眼底检查发现眼底静脉血流缓慢淤滞，其视力下降原因不明确，要求超声会诊。

超声显像检查显示：双眼球形态大小正常，前房、晶状体位置正常，无异常回声，玻璃体未见异常回声。视网膜光滑，位置正常，无脱离现象。但左眼视神经增宽，回声不均匀减低（0.53cm），较常人容易显示。视动脉、视网膜中央动脉及多条睫状后短动脉和伴行静脉均增宽，且血流缓慢。追问病史，患者患高血压 4～5 年，血压为 150/100mmHg，一直服用降血压药、扩张血管药，近 3 周血压在 95/70mmHg。本次超声显像检查，无眼科情况，但发现左眼动脉系统多条血管扩张、血流缓慢、静脉血流淤滞是左眼视力下降之原因，为服用降血压、扩张血管药过量所致。虽然彩超显示血流丰富，但流速极为缓慢，实际是缺血表现（缺血性眼病）。左眼视神经增宽、回声减低亦是血管扩张血流缓慢造成。

临床相当数量女性由于血管张力问题，年轻时有低血压，绝经期后因高血压，服用降血压、扩张血管药后容易发生低血压反应而引起头晕、乏力和视力减退。眼科医师遇到视力突然减退而无眼科情况者，应及时请内科参与，并进行超声会诊。临床上常有误诊。笔者曾遇到多发性大动脉炎和低血压患者因视力下降而首诊于眼科。

例 45：患者女性，55 岁。发冷、发热（38.3℃）、下腹痛 10d（血白细胞计数 $12×10^9/L$，中性粒细胞 0.74）。2 周前劳累后阴道出血，量较大（多于月经量），其后遂发生发热、下腹痛。某三级甲等医院诊断为急性盆腔炎，经抗菌治疗后解热，但仍下腹痛。追问病史，发现子宫肌瘤 5 年，近 6 个月增大明显，自觉小腹膨隆，排尿不畅。盆腔超声检查发现子宫肿物大小为 12cm×11cm，其内为不均匀低回声并有多个大小不等液化、坏死区，周边血流较多。超声诊断子宫肌瘤恶变（子宫肉瘤）。

例 46：患者女性，78 岁。近 2 个月不明原因腰背痛，为持续性，仰卧位时疼痛加剧。骨科根据 X 线摄片诊断腰椎滑脱。追问病史，患者血压高 7～8 年，一直未治疗。6 个月前发生腹痛，呈持续性，曾在某三级甲等医院消化科、呼吸科、外科及超声科就诊，均未能诊断腹痛原因，其后一直中医药治疗。本次腹部超声检查肝、胆、胰、脾、肾均未见异常，唯中上腹部显示梭形无回声区，略有搏动，上下长达 7cm，前后径（厚度）为 3.5cm，向右越过下腔静脉并对下腔静脉有挤压，使之血流频谱呈脉动（动脉搏动传导）。正常腹主动脉不显示。该梭形无回声区前壁厚 0.7cm，后壁参差不齐，均为大小不等的硬化斑块，比一般动脉硬化斑块严重得多，回声增强增厚，其内有不规则云雾状回声漂移。其近端及远端均与腹主动脉相连并有彩色血流显示，瘤体内无彩色血流（血流缓慢），瘤体近端后壁处显示不规则的细小血流自主动脉向后渗漏流向腰椎椎体，超声诊断腹主动脉瘤（慢性期）。因有附壁血栓形成，前壁厚达 0.7cm，目前无破裂危险，瘤体向后压迫 $T_{12}～L_4$，并有渗出侵蚀破坏腰椎骨质（椎体边缘参差不齐、不完整，椎体有透声，内部回声不均匀），故而发生明显腰背痛。当即听诊中上腹有血管杂音。本例为高血压、动脉硬化，因不治疗，未能控制血压，由于高压血流冲击管壁，加之动脉硬化使主动脉中层弹性纤维变性、坏死、断裂，失去弹性而发生腹主动脉瘤。6 个月前开始发生的腹痛即为此病，现腰背痛是由于腹主动脉瘤侵蚀破坏腰椎引起。无明显搏动是由于腹主动脉瘤慢性期，管壁有较厚的血栓形成。

第四章　乳腺超声检查

第一节　超声检查的特点

（1）超声检查前不需要特殊准备，检查方便，必要时可随时进行检查。

（2）检查时患者无痛苦。超声检查没有放射性损伤问题，一般检查也不需要使用造影剂。

（3）与 X 线检查相比，患者没有乳房受压的不舒服感觉，也不会像进入 X 线检查室那样狭小暗环境及较大噪声引起的精神紧张。

（4）不受骨骼、气体的影响，容易得到优质的软组织图像。

（5）使用高频探头，可得到浅层器官的优质图像。

（6）由于多切面、多方向、实时扫查，可观察到病变的立体结构，尤其适用于观察乳腺导管及血管等管腔结构的连续性。

（7）可观察到沉淀物的移动性。

（8）在穿刺过程中可实时观察针尖位。

（9）由于仪器是小型的，可以在检查室以外的病房及门诊进行检查，也可以跟随检查车出诊检查。

第二节　检查医师的心理准备

一、对检查者的基本要求

（1）避免引起患者不舒服和情绪不安。

（2）注意检查所见与记录报告并不完全相同。

（3）发现 1 个病变后不要忽视，必须进一步检查。

二、检查医师的心理准备

（1）大多数患者对自己的病情会感到不安，通常比我们想象的要严重，尤其是乳房与其他部位不同。毫不夸张地说，大部分人怀疑自己得了乳腺癌，医师要避免自己的言行增加患者的不安，与同事的交流也要十分注意。

（2）引起患者紧张的一个原因是较凉的偶合剂，最好在检查前将偶合剂适当加温，但多数仪器没有加温功能。当然还应该避免引起患者不舒服的言行。特别是男性检查人员应该意识到患者是女性，因此要用合适的态度进行检查。

检查的目的是发现病变及判断病变的性质，而填写记录报告是向他人传达诊断信息，两者不应混淆，绝对不能在检查前就填写记录报告。

如果发现一个病变就认为完成了检查任务，这样便容易在后面的检查中变得草率。有时病变并不限于一处，必须在整个检查过程中都要认真、细致。

第三节　检查仪器的准备

一、超声仪器的分类

（1）目前还没有检查体表器官的专用超声仪器。一般检查浅表器官是将高频探头接在腹部或综合超声诊断仪上使用。

（2）探头有两种，一种是电子线阵探头，另一种是机械扇形扫查探头。

（3）环阵探头，是将压电晶片呈同心圆的方式排列，扫查方式属于机械扇形扫查。

（4）使用频率为 7.5～12.0MHz。从理论上讲，高频探头可增加图像的分辨率，但降低了扫查的深度。

（5）检查时希望使用扫描幅度比较宽的探头，其宽度以 5cm 较为合适。

二、连接器的必要性

近年来的探头都没有自备的连接器，多是探头与皮肤直接接触（直接法）。

理由是超声对浅层结构有良好的分辨率，但是在实际工作中有许多病例需要连接器。一些皮肤有改变的病例，例如皮下的病变及突向皮肤的肿瘤等，由于直接法不能清晰显示病变，常常得不到满意的超声图像。

第四节　扫查方法

一、扫查步骤

以下是供参考的扫查步骤（图 4-1）。

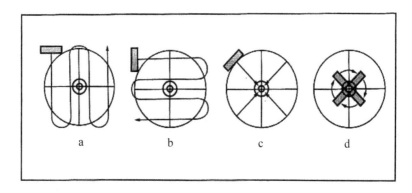

图 4-1　乳腺扫查方法举例

但是，在笔者本人的实际检查中，并不是完全按照上述检查步骤进行的，只要能够全面检查到整个乳房就可以了。

二、扫查中注意事项

（1）为了能全面扫查乳房，探头要在同一部位反复扫查。

（2）扫查最容易出现遗漏的部位是乳腺的外缘及乳头的下方。在检查结束前要再一次确认这些部位是否确实已经检查过。

（3）要特别注意，探头与皮肤垂直时检查效果最好，但习惯了腹部检查的医师往往有探头倾斜的习惯，要特别注意。

（4）探头左、右倾斜容易获得需要的图像，但探头倾斜时不容易获得良好的图像，胸大肌和肋骨等深部结构清晰程度是判断图像良好的一个参考指标。

（5）检查所需要的时间。在筛查时，两侧乳房一般需要 3～5min。

不同扫查方式得到的图像示例见图 4-2、图 4-3 及图 4-4。

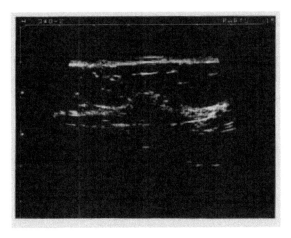

图 4-2　良好的图像

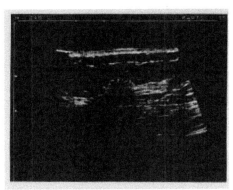

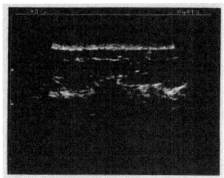

图 4-3　左、右倾斜的图像　　　　4-4　探头横放的图像

第五节 图像的表示方法

一、乳房超声切面图像的表示方法

（1）为了统一检查标准，在日本，乳房超声图像的描述是用日本超声波医学会制定的方法为准。

（2）横切面图（水平面），图像的右侧为患者的左侧，图像的左侧为患者的右侧。检查方向是由下向上。

（3）纵切面图（矢状面），图像的左侧为患者的上方，图像的右侧为患者的下方。检查方向是由右向左。

（4）斜切面图像的表示方法与横切面相同。

乳房超声切面图像的表示方法见图 4-5。

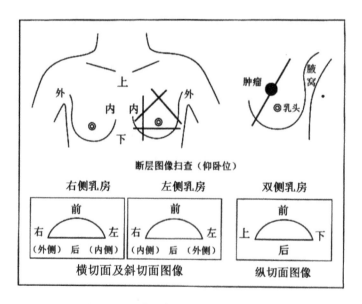

图 4-5 乳房超声切面图像的表示方法

二、病变位置的记录

（1）首先，明确记录左右侧。

（2）按下列方法划分乳房。

病变位置的记录见图4-6。

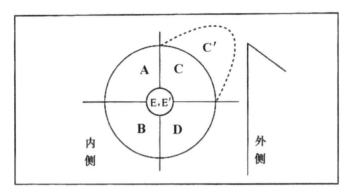

图 4-6　病变的部位

A.内上部；B.内下部；C.外上部；D.外下部；C′.腋窝部；E.乳晕部；E′.乳头部

（3）乳房的时钟表示法见图4-7。

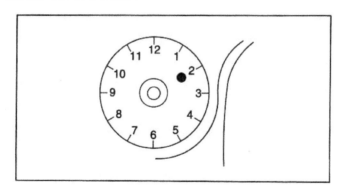

图 4-7　乳房的时钟表示法

病变部位的时钟表示法，图中所示病变位于2点处

三、乳头肿瘤间距

乳头的中央至肿瘤的距离称为乳头肿瘤间距（NT）。

乳头肿瘤间距见图4-8、图4-9。

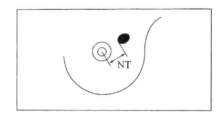

图 4-8　乳头肿瘤间距（俯视）

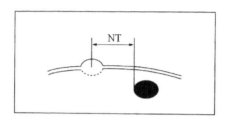

图 4-9　乳头肿瘤间距（切面）

四、肿瘤大小的记录

在肿瘤的低回声区域测量肿瘤的大小，用测量立体的 3 个径线表示，也就是在肿瘤的最大切面测量横径，于最大切面垂直的切面测量纵径及厚度（高度），以纵×横×高度表示。

肿瘤大小的记录见图 4-10。

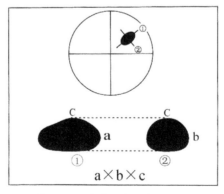

图 4-10　肿瘤的大小表示方法

第六节　乳房肿瘤的表现与描述用语

一、乳房超声诊断标准

在日本，描述乳房肿瘤用语以日本超声波医学会 1989 年的规定为准（表 4-1）。

表 4-1　日本乳房超声诊断标准

所见　肿瘤	形状	边缘	周边回声（像）	内部回声（像）	后方回声（像）	外侧声影	横纵比
良性	规则	光滑	无	无	增强	明显	小
↕			规则的线状	纤细均匀	不变		
恶性	不规则	不光滑	不规则的带状	粗乱不均匀	减弱消失	无	大

随着超声诊断水平的不断提高，上表已难以全面反映乳腺肿瘤的特点。另外，由于对各种乳房疾病诊断经验的增多，也不能仅仅依靠上表判断肿瘤的良、恶性。

本书中，凡与诊断相关联的描述均用最常用的共识术语进行表达。

二、决定回声高低的因素

了解回声的决定因素对理解超声图像是非常重要的（见图 4-11），现做如下说明。

（1）超声诊断仪器发出的声波束在遇到反射体时，返回的信号被转换为光信号。也就是说，它的反射体不均匀的时候成为高回声，反射体均匀的时候成为低回声。

（2）在引起回声反射的场所，声阻抗（密度×声速）是有差别的。

（3）在扫查组织的时候，如果通过什么样的组织都是一样的话，在那里就成为低回声（A）。若是不均匀组织，即使它是由很小的地方组合在一起的，那它就成为高回声（B）。

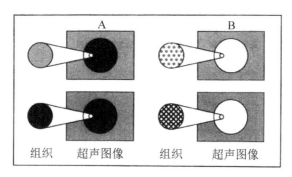

图 4-11　决定回声水平的因素

三、乳腺超声的形状

乳腺超声形状见图 4-12。

（1）观察肿瘤整体的外形。

（2）表现为圆形或椭圆形、多结节形（分叶形）、多角形及不规则形。

（3）多结节形（分叶形）表现为"弧形"，多角形表现为"棱角"，同时也可表现为既存"弧形"也有"棱角"，这种情况可理解为不规则形。

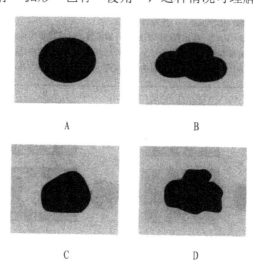

图 4-12　乳腺超声的形状

A.圆形或椭圆形；B.多结节形（分叶形）；C.圆形或椭圆形；D.多结节形（分叶形）

四、纵横比（depth width ratio，D/W）

纵横比是描述肿瘤形状的一个客观指标。

纵横比为肿瘤最大切面的纵径除以横径。

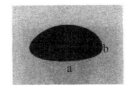

D/W=a/b

纵横比的立体（图4-13）说明。

（1）最大切面的纵横比与垂直切面的纵横比相等时为a图形状。

（2）最大切面的纵横比与垂直断面的纵横比不同时为b图形状。

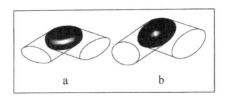

图4-13 纵横比立体图

五、肿瘤边界（boundary zone）

肿瘤的边界见图4-14。

（1）肿瘤的轮廓可以清楚显示的为边界清晰，肿瘤的轮廓不能清楚显示的为边界不清晰。

（2）肿瘤与正常组织的分界部为肿瘤边缘，可用"光滑""粗糙"来描述。

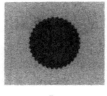

A B C

图4-14 肿瘤边界

A. 边界不清晰；B. 边界清晰，边缘粗糙；C. 边界清晰，边缘光滑肿瘤边界强回声图像（图 4-15）：①"不规则带状的边缘回声"被认为是肿瘤向周围组织浸润的表现；②发生原理为细小的肿瘤灶浸入脂肪组织所致。

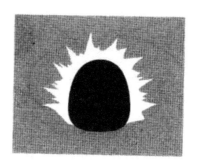

图 4-15　外界强回声图像

六、肿瘤内部回声（internal echoes）

（1）内部回声是从肿瘤内部返回的声束。

（2）内部回声用均匀程度及回声水平两方面进行评价。①均匀性（图 4-16，图 4-17）：可表现为均匀和不均匀。②回声水平（图 4-18 至图 4-21）：表现为无回声、低回声、等回声及强回声。

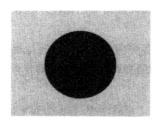 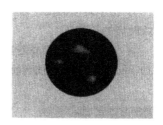

图 4-16　内部回声均匀　　　　图 4-17　内部回声不均匀

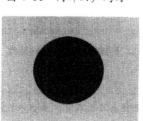 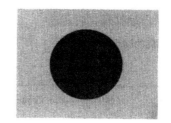

图 4-18　无回声　　　　　　图 4-19　低回声

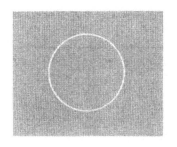

图 4-20　等回声　　　　　　　　图 4-21　强回声

七、钙化（calcification）

乳腺癌的钙化情况见图 4-22、图 4-23。

乳腺癌经常伴有细小钙化灶，大小 100～500μm。

超声图像表现为点状强回声，通常不伴有声影。超声检查发现钙化灶后要按照以下两点进行评价。

（1）由于是切面图，若在一幅图像发现钙化灶，仅表明是钙化灶肿瘤的一部分。

（2）诊断仪器将构成图像的各种因素放大后再进行观察。

纤维腺瘤等良性疾病的钙化灶多比较粗大，同时伴有声影。

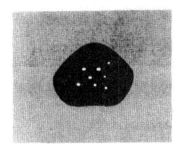
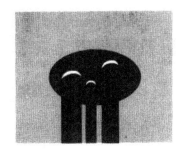

图 4-22　乳腺癌的细小钙化灶　　　图 4-23　纤维腺瘤的粗大钙化灶

八、声影表现

（1）后方回声（posterior echoes）（图 4-24 至图 4-26）：①后方回声是肿瘤后方回声的总称；②可以间接得到肿瘤内部的组织特征；③肿瘤组织比周边组织透声性好，则表现为肿瘤后方回声增强，若比周边组织透声性差，则后方回声衰减；④后方回声增强的肿瘤，其内部回声较为均匀，或者为含有不均匀的液体或黏液等透声性非常好的物质；⑤后方回声衰减的肿瘤，可能是肿瘤内含有多种成分的结缔组织结构；⑥由于后方回声受超声束通过组织距离的影响，所以肿瘤厚度不同而后方回声水平也不同。

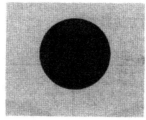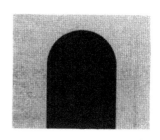

图 4-24　后方回声增强　　　图 4-25　后方回声不变　　　图 4-26　后方回声衰减

（2）外侧声影（lateral shadow）：①肿瘤外侧后方的声影称为外侧声影；②肿瘤边缘光滑时，超声束发生折射，使这部分产生超声波缺损（图 4-27）。

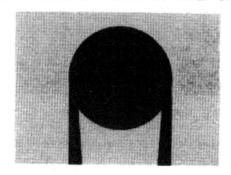

图 4-27　超声波缺损

九、乳腺前方边界回声中断

乳腺组织与皮肤之间组织的边界为乳腺前边界。

（1）肿瘤突破乳腺前边界，向皮下脂肪组织突出称为乳腺前方边界中断（图 4-28）。

（2）肿瘤似乎从乳腺向外突出，但只要有很薄的乳腺组织覆盖着肿瘤，就不能被称为乳腺前边界中断（图 4-29，图 4-30）。

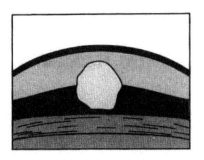

图 4-28 乳腺前方边界中断

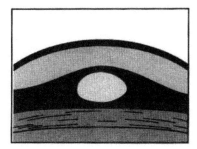

图 4-29 前方边界没有中断

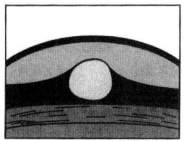

图 4-30 前方边界没有中断

十、肿块与肿瘤

（1）注意：肿块（mass）与肿瘤（tumor）不能混淆。

（2）没有形成块状的结构称为肿块，囊肿不是肿瘤而是肿块（图 4-31）。

（3）乳腺导管内的隆起性病变（乳头状病变）是肿瘤，而不是肿块（图 4-32）。

（4）对于囊肿内肿瘤（图 4-33），囊肿是肿块，而囊内突起性病变是肿瘤。若笼统地说成囊肿内肿块是错误的。

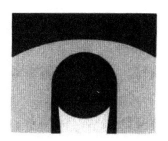

图 4-31 囊肿

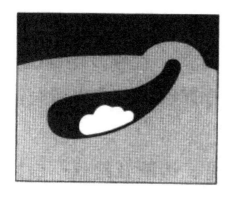

图 4-32 导管内病变

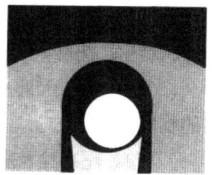

图 4-33 囊肿内肿瘤

第七节　检查报告

一、检查报告的格式

（1）报告的格式因书写方式而异。近年来由于使用了电子病历，多为通用的表格样式。

（2）不管哪种样式，重要的是应将检查结果填写得简洁、明了，所表达的内容其他医师也能看懂。

二、检查报告的书写

（1）患者的一般情况：该栏由申请检查的医师填写。包括病历号、科室、患者姓名、年龄、性别及申请医师签名等。

（2）临床所见及检查目的：由申请医师填写，提供检查所需要的临床资料。

（3）超声检查所见、诊断及建议：由检查医师书写。应简单、明了地记录检查所得到的信息，尽量使用超声规范用语，少使用缩略语。

（4）根据超声检查做出疾病诊断。必要时提出相关检查及治疗方案的建议。

（5）署名。为了对检查结果负责，检查医师必须签字并写明日期。

三、检查医师填写报告内容的举例

检查报告必须包括以下 5 个项目。

（1）有无异常发现（有或没有）。

（2）病变的位置（在哪里有异常）。

（3）病变的大小（病变的最大径）。

（4）可能的诊断（考虑什么病）。

（5）提出是否需要后续检查。

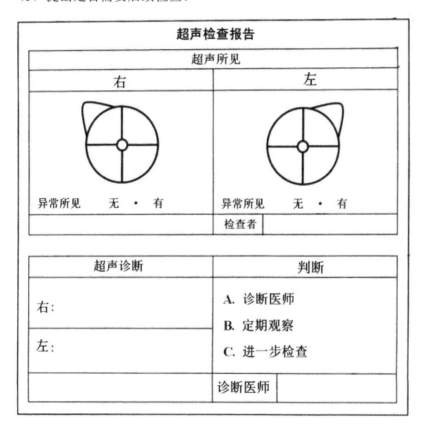

书写报告时千万不要忘记签名和填写检查时间。

第八节　乳腺癌的检查

一、乳腺癌的诊断

（1）望诊、触诊或者通过望诊、触诊怀疑有异常情况时，才去进行乳房X线摄影和超声的检查是不够的。

（2）在望诊、触诊的同时广泛采取乳房X线摄影，这在发现钙化灶方面是较好的方法，但是在显示肿瘤上差一些。虽然乳腺癌多发生在40岁以上的女性，由于此年龄段乳腺结构比较密集，与高龄者相比肿瘤更不易显示出来。

伴有钙化灶的乳腺癌多为非浸润性乳管癌，为了挽救生命，若发现浸润现象便可考虑为乳腺癌。

（3）在日本，每年约35 000人罹患乳腺癌，其中约10 000人死于该病。乳腺癌直径不超过2cm者，其10年生存率约在90%；若发现时乳腺癌直径不到2cm便进行治疗，则死亡者可减少到3500人，即6500人被挽回了生命。

为早期发现乳腺癌，首先应普及有效的自我检查方法，其次是高质量的超声检查。

二、乳腺癌的超声普查

（1）使用实时超声诊断设备。

（2）一位医师每日检查人数不应超过50人。

（3）进一步检查率应不超过5%。

（4）囊肿及伴有粗大的钙化灶、<5mm且已明确不是乳腺癌的肿瘤，短期内不需要进一步检查。

（5）尽量避免轻易使用乳腺症这样的病名。

（6）乳腺癌的检出率在0.5%以上。

第九节　诊断程序

一、乳腺疾病的超声诊断程序

（1）乳腺疾病的超声图像大体上分为肿瘤性病变、弥漫性病变及导管内病变。肿瘤又分为局限性肿瘤、中间型肿瘤及浸润性肿瘤。

（2）这种分类虽然使诊断比较容易，但不能鉴别肿瘤是良性或恶性。事实上，要判断乳腺肿瘤的性质是很困难的。

（3）看到图像后，不要急于鉴别良性或恶性，要在完整观察病变后，再慎重地做出组织学推断。

（4）待组织学推断后肿瘤的良性或恶性自然就清楚了。

二、局限性肿块的超声诊断

（1）显示为浸润性肿块及中间型肿块时，多数为恶性，良性者较少。问题是局限性肿块很多时候是良性及恶性肿瘤同时存在。

（2）由于乳腺 X 线诊断很难确定肿瘤的性质，超声判断的责任就更大。

（3）囊肿、纤维腺瘤、叶状肿瘤、错构瘤、导管内乳头状瘤、囊肿内肿瘤、实性腺管癌及黏液癌均表现为局限性肿块。

（4）除典型的囊肿、结节型纤维腺瘤、叶状肿瘤比较容易诊断外，内部有回声的局限性肿块的鉴别比较困难。

（5）由于局限性肿块均表现为边界清晰、边缘光滑，用于诊断的 3 个要点为：纵横比、内部回声水平、后方回声。

（6）在临床实际检查中，比较小的局限性肿块超声图像诊断多数有困难，建议多用穿刺抽吸细胞学检查。

第五章　正常乳腺超声检查

第一节　正常乳房

一、乳房的解剖

（1）乳房由皮肤、乳腺、脂肪组织及结缔组织构成，其中还有血管、淋巴管及神经。

（2）成人女性的乳房包括 15～20 个乳腺腺叶，每个乳腺腺叶又分成许多小叶。

（3）每个小叶有 1 根导管称为乳管。

（4）乳腺由库柏韧带吊挂连接，呈帐篷状。

二、正常乳腺的声像图

（1）依次可显示皮肤、浅筋膜、皮下组织、库柏韧带、乳腺、乳腺后脂肪、深筋膜、乳腺后间隙、胸大肌及肋骨。

（2）乳腺比脂肪组织回声强，内部可见散在的不规则低回声，为乳腺导管及其周围组织。

（3）皮下脂肪组织内可显示由库柏韧带连续的浅筋膜层，该层呈线性强回声。

（4）乳腺后脂肪组织是乳腺与深筋膜之间的脂肪组织，在乳腺萎缩的老年人和肥胖者可以显示出。

（5）乳腺后间隙是指深筋膜与胸大肌筋膜之间厚 1～2mm 的低回声区。

三、正常乳房的超声图像（示意图）

正常乳房的超声图像见图 5-1。

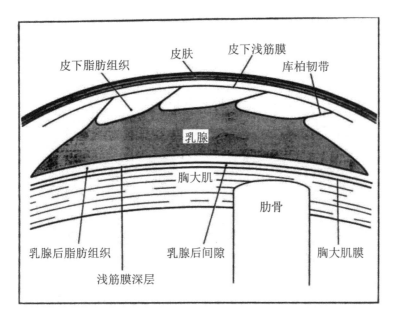

图 5-1　正常乳房的超声图像

（1）正常乳房（中年期），见图 5-2。

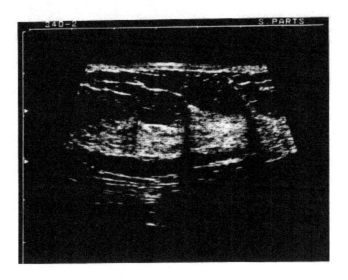

图 5-2　44 岁女性，可清晰显示乳腺、脂肪组织、库柏韧带、浅筋膜等组织

（2）正常乳房（青年期），见图 5-3，图 5-4。

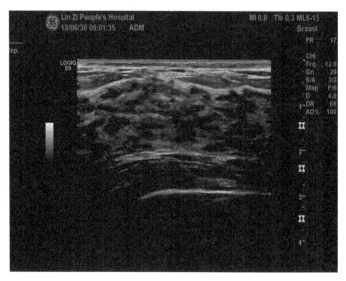

图 5-3　31 岁女性，乳腺组织较厚，皮下脂肪组织的厚度约数纳米。未显示出库柏韧带。
与中年乳房相比，乳腺组织内部呈现多种多样的回声类型

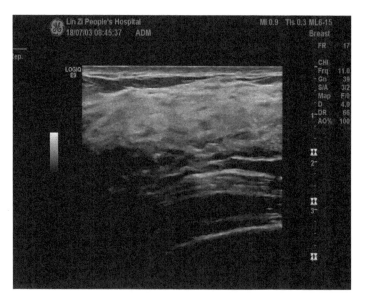

图 5-4　20 岁女性，乳腺表现为低回声，可能是乳管没有完全开放所致

（3）正常乳房（老年期），见图 5-5。

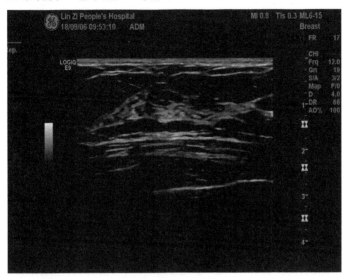

图 5-5　65 岁女性，乳腺萎缩，乳腺厚度占整个乳房厚度不超过 1/3。但是近年来女性乳
　　　房乳腺厚度增加的也变多了

（4）正常乳房（个体差异），见图 5-6，图 5-7。

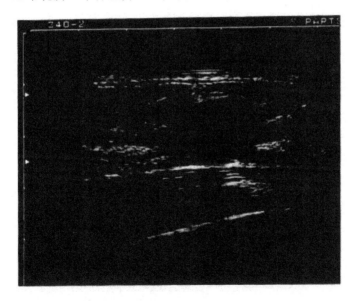

图 5-6　36 岁女性乳房超声显示

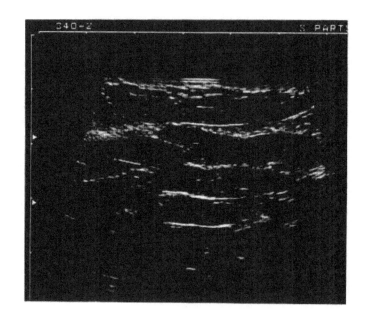

图 5-7　同是 36 岁的妇女，与上图乳腺腺体较厚而皮下组织极少相比较，下图为肥胖者的
　　　　乳房，这是因大部分为脂肪组织占据所致

（5）类似肿瘤的正常图像，见图 5-8，图 5-9。

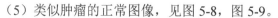

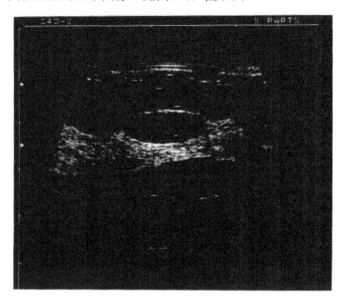

图 5-8　可见纤维腺肿瘤样圆形回声区

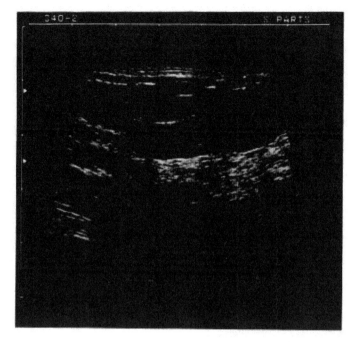

图 5-9　改变扫查切面后可分辨出库柏韧带包围着正常脂肪组织

第二节　妊娠、哺乳期乳房

一、妊娠期、哺乳期乳房的特点

乳腺在妊娠初期开始有腺体及腺管增生，同时伴有结缔组织减少。

哺乳期腺体增生，大多数不显示间质，乳腺管内充满乳汁。

断奶后乳腺分泌迅速减退，乳腺恢复到妊娠前的状态。

二、妊娠期、哺乳期乳房的声像图

妊娠期乳房：腺体增生部分表现为斑点状低回声。

哺乳期乳房：乳腺明显增厚，乳腺整体回声一致，其中可见汇集到乳头的扩张导管。

（1）妊娠期乳房，见图 5-10。

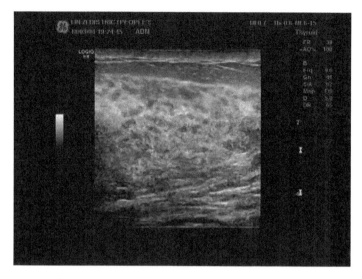

图 5-10　妊娠 7 个月的女性。乳腺增生，乳腺管的增生部分表现为明显的低回声区

（2）哺乳期乳房，见图 5-11。

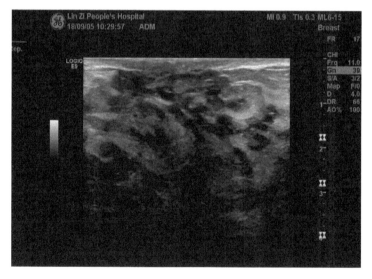

图 5-11　产后 3 个月，乳腺表现为与脂肪组织相同结构的整体回声水平增强，显示不出库
　　　　柏韧带及浅筋膜等结构

第六章　良性疾病超声检查

第一节　囊肿

一、囊肿的临床特征

（1）在组织学上囊肿为乳腺增生症的一部分，临床上对于已明确的个别病变也使用囊肿作为诊断病名。

（2）大部分为扩张的乳腺导管，囊壁为扁平上皮细胞。

（3）内容物为淡黄色透明液体，也有呈褐色的浑浊液体。尤是在内容物特别黏稠时通常被称为浓缩囊肿。

（4）可触及的囊肿，为表面光滑、可移动的肿块。

（5）经常为多发。

二、囊肿的声像图

1.典型的囊肿图像（图 6-1）

（1）内部为无回声，伴有后方回声增强。

（2）形状为圆形或椭圆形。

（3）边界清晰、边缘光滑，可见侧方声影。

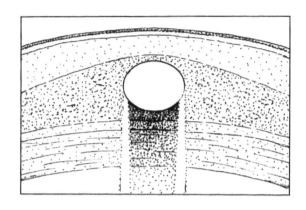

图 6-1　囊肿的典型图像

2.不典型的囊肿声像图

（1）表现为结节状的囊肿较为多见。

（2）小囊肿、扁平状的囊肿多不伴有后方回声增强。

（3）内部有回声的囊肿。

（4）浓缩囊肿多表现为内部可见回声，后方回声不变或减弱。

（5）有一些病例囊壁可见钙化。

3.各种囊肿的超声图像

（1）囊肿：见图 6-2，图 6-3。

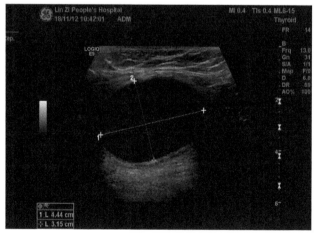

图 6-2　囊肿的典型图像，表现为类圆形，内部无回声，后方无回声，边缘圆滑
　　可见侧方声影

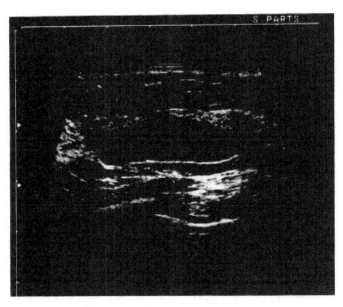

图 6-3　表现为扁平的椭圆形肿瘤。由于扁平形状，后方回应轻度增强，未见侧方声影

（2）小囊肿，见图 6-4。

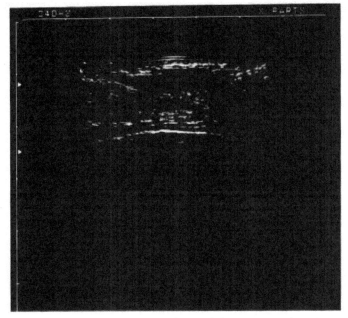

图 6-4　小囊肿表现为无回声，容易诊断，后方回声不变

（3）结节性囊肿，见图 6-5。

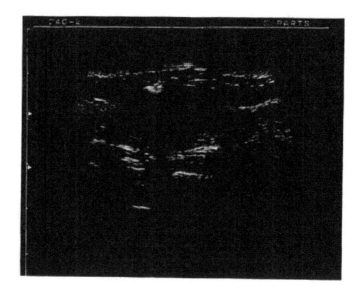

图 6-5　结节性囊肿，由于内部无回声，边缘光滑，容易诊断

（4）纵长形囊肿，见图 6-6。

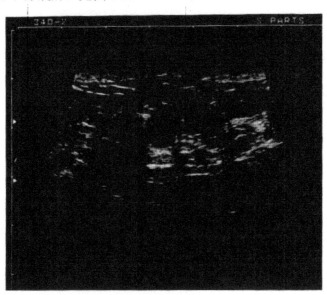

图 6-6　表现为纵长形状的肿瘤。由于肿瘤向脂肪组织内突出，乳腺前方界限清晰可见

（5）多发囊肿，见图6-7。

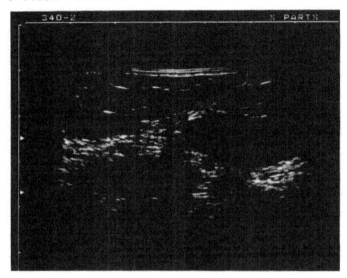

图6-7　多发囊肿常可见到，容易诊断，但合并其他病时不要只诊断囊肿而遗漏其他病灶

（6）内部有回声的肿囊，见图6-8。

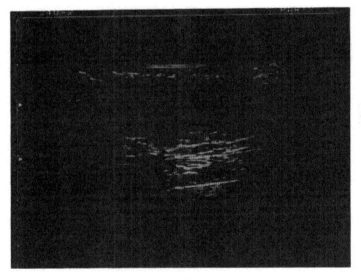

图6-8　肿囊内容物浑浊时，内部经常可见点状回声。改变体位时，可见内部点状回声也随之移动

（7）浓缩囊肿，见图 6-9。

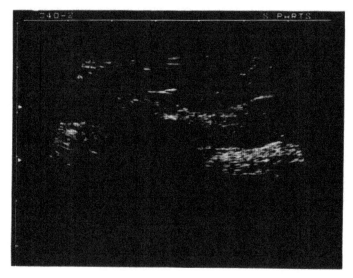

图 6-9　由于浓缩囊肿内可见回声，常不能完全否定小的实性管状腺癌。本例中见到后方回声减弱，高度怀疑为浓缩囊肿

（8）囊肿壁钙化，见图 6-10。

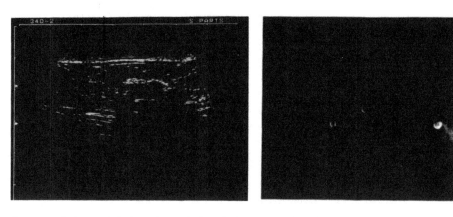

图 6-10　边缘呈回声衰减的肿块，考虑为囊肿壁钙化，在乳腺 X 线片中可见中心底部低密度的钙化影

第二节 乳腺症

一、乳腺症的临床特征

（1）乳腺症是乳腺中发病率最高的疾病，但定义却比较模糊。

（2）临床常见症状有硬结、疼痛（自发疼痛、压痛）、乳头分泌物。不要认为只有出现乳房痛才是乳腺症。

（3）在组织学上是由7种病变构成的一组病变群。这7种组织为：A.大汗腺化生；B.闭塞性乳腺症；C.囊肿；D.导管乳头状瘤病：E.纤维腺瘤病；F.小叶增生症；G.硬化性乳腺症。

（4）发病原因：可能是性激素水平不平衡，尤其是雌激素水平相对过剩所致。

（5）乳腺症并不是一种疾病，而是在正常组织中发生的特殊情况。

乳腺症的组织学，见表6-1。

表6-1 乳腺症的组织学表

乳腺症的组织学表	
大汗腺化生	apocrine metaplasia
闭塞性乳腺症	blunt duct adenosis
囊肿	cyst
导管乳头状瘤病	duct papillomatosis
纤维腺瘤病	fibroadenomatosis
小叶增生	lobular hyperplasia
硬化性乳腺病	Sclerosing adenosis

二、乳腺症的声像图

（1）虽然乳腺症作为超声诊断名称被广泛使用,但在临床上常会引起混乱。

（2）笔者认为，乳腺症作为诊断名称使用仅仅是为了与乳腺癌诊断相区别。

（3）在临床检查中，豹纹状回声也经常见于正常乳腺，并不是乳腺增生症的特有表现。

（4）在发现囊肿时，虽然也可以认为是乳腺症，但还是应诊断为囊肿，而不用乳腺症作为诊断病名。

（5）仅仅在与乳腺癌，尤其是与非浸润型导管癌不易鉴别的病例，检查初期可使用乳腺症这一名称，以便与癌症相区别。

（6）特别是在普查时要尽量避免诊断为乳腺症，在没有进一步检查时，这种诊断名称常会引起患者不安，再到医院就诊甚至会造成医疗部门的忙乱。

①曾被认为乳腺症的图像，见图 6-11。

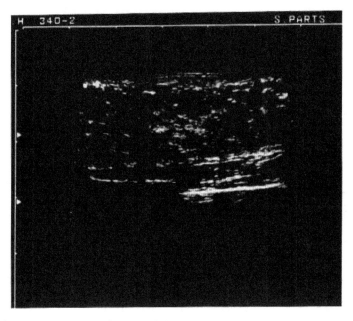

图 6-11　表现为所谓豹纹状回声，以往曾诊断为乳腺症的图像。相同的回声在青年人的乳房图像中也多可见到，这个图像没有采集的必要

②伴有囊肿的乳腺症的图像，见图 6-12。

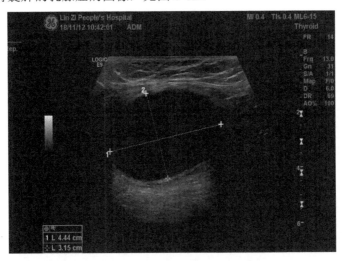

图 6-12 乳腺的深部可见 2 个小囊肿。由于囊肿的存在，可以推断乳腺症的组织类型。但是，超声检查最好诊断囊肿，而不要诊断为乳腺症

③需要与癌症鉴别的乳腺症，见图 6-13。

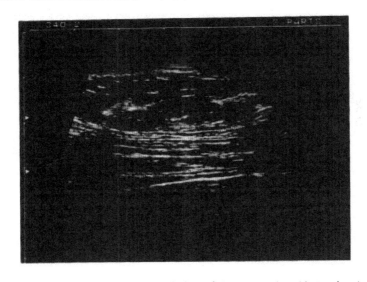

图 6-13 小囊肿图像（扩张的导管）约积聚在 $3cm^2$ 范围，可见钙化样强回声，与非浸润性导管癌的扩张导管集合型不易鉴别。可作为"非浸润性导管癌或乳腺症可疑"的提示，这时使用乳腺症作为诊断病名

④需要与癌症鉴别的乳腺症，见图6-14。

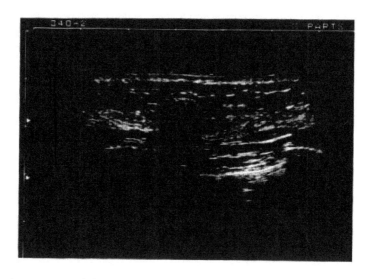

图 6-14　表现为边界不清晰的肿瘤像，不能否定非浸润性导管癌及浸润性小叶癌。而乳腺
　　　　症中的硬化性疾病如果为局限性病变，也多表现为肿瘤样图像

第三节　纤维腺瘤

一、纤维腺瘤的临床特征

（1）纤维结缔组织成分与腺上皮成分共同增殖所形成的良性肿瘤。

（2）在乳腺纤维腺瘤中，实性良性肿瘤发病率最高。又可分为4个亚型，即管内型、管周围型、类脏器型和乳腺症型（表6-2）。

（3）年龄分布以10～30岁多发，50岁以上发病率较低。

（4）肿瘤表现为与周围边界清晰、可活动的球形结节。

（5）经常多发，双侧可见。

（6）年轻者发现的病变常常比较大，被称为巨大纤维腺瘤或年轻纤维腺瘤。

表 6-2 纤维瘤的四种亚型

纤维瘤的四种亚型	
管内型	Intracanalicula type
管周围型	Penricanalicular type
类脏器型	Organoid type
乳腺症型	Mastopathic type

二、纤维腺瘤的超声图像

1.纤维腺瘤的典型图像

其典型图像，见图 6-15。

（1）形状为圆形及椭圆形，边缘光滑。

（2）纵横比一般不超过 0.6。

（3）乳腺前方境线未见中断。

（4）内部回声均匀，回声水平较实性腺管癌高，而较黏液癌低。

（5）后方回声轻度增强或不变。

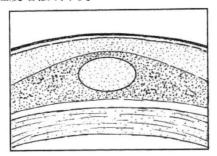

图 6-15 纤维腺瘤的典型图像

2.其他类型的纤维腺瘤

（1）表现为结节形的纤维腺瘤。

（2）少数纵横比值高，个别＞1.0。

（3）个别病例可见后方回声衰减。

（4）乳腺症型纤维腺瘤表现为边缘粗糙、内部回声不均匀的肿瘤，多与癌症不易鉴别。

3.各种纤维腺瘤超声图像

见图 6-16 至图 6-23。

（1）纤维腺瘤：见图 6-16，图 6-17。

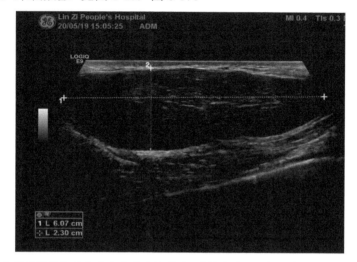

图 6-16 典型的纤维腺瘤表现为扁平的椭圆形，边缘光滑，内部回声均匀，后方回声不变，侧方声影隐约可见

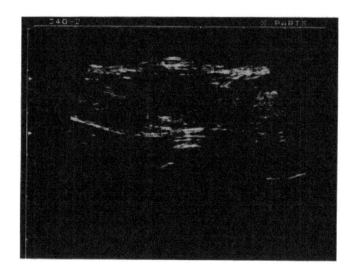

图 6-17 内部回声轻度不均匀的纤维腺瘤经常见。形状为椭圆形，边缘光滑，后方回声略增强

（2）小的纤维瘤：见图 6-18。

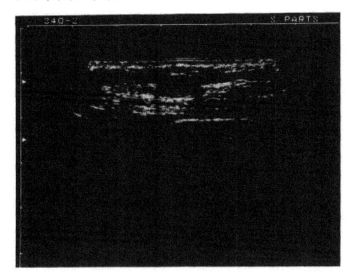

图 6-18　肿瘤大小为 1cm^2，形状及内部回声为典型的纤维肿瘤表现，容易诊断。乳房前方
　　　　　境界线明显，可见侧方声影

（3）巨大的纤维腺瘤：见图 6-19。

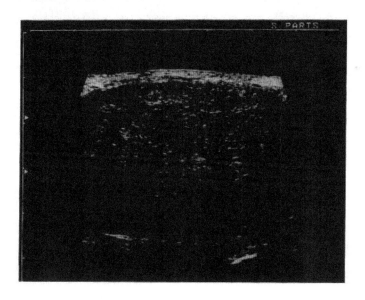

图 6-19　年轻患者的纤维腺瘤常常比较大，应与叶状肿瘤鉴别。与叶状肿瘤相比，纤维腺
　　　　　瘤形状较为规则，内部回声较均匀，另外年龄也可供参考。本例患者 17 岁

（4）多结节性纤维腺瘤：见图 6-20，图 6-21。

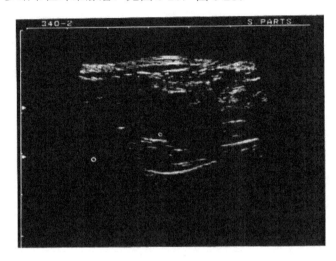

图 6-20　形状为多个结节状，边缘光滑，后方回音增强。多结节形状是纤维腺瘤及叶状肿瘤的特征性表现，可以作为否定癌的条件

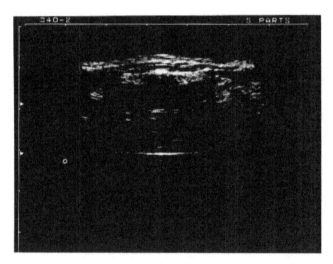

图 6-21　在扁平的乳腺组织中，可见数个椭圆形结节融合成多个结节形肿瘤，未见角边缘。本例为 4 个椭圆形纤维腺瘤融合形成一个多结节性纤维腺瘤

（5）纤维腺瘤伴钙化：见图 6-22，图 6-23。

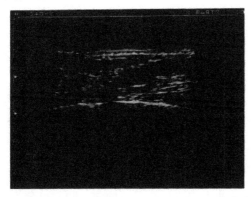

图 6-22　肿瘤内可见清晰的钙化灶。除外钙化灶，本例诊断纤维腺瘤也比较容易，存在粗
　　　　　大钙化灶，使诊断进一步明确

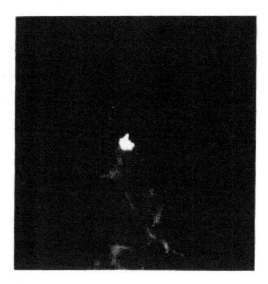

图 6-23　本例乳腺在 X 线摄影时很清楚地显示出了钙化灶，但未能显示出肿瘤

第四节　分叶状肿瘤

一、分叶状肿瘤的临床特征

（1）尽管有时被称为分叶状囊肉瘤，但还是使用分叶状肿瘤的名称为好。

（2）虽然组织学上属于纤维腺瘤类，但它与纤维腺瘤比较，非上皮的纤维间质明显增生，经常表现为叶状结构。

（3）结缔组织中非上皮成分有恶性倾向。肿瘤可分为良性、恶性及临界性病变 3 种类型。

（4）肿瘤边界清晰，与纤维腺瘤比较呈明显的结节状。肿瘤多数较大，经常超过 10cm。恶性分叶状肿瘤的生长速度较良性分叶状肿瘤要快。

（5）各年龄段均可发病，以 40～50 岁常见。恶性分叶状肿瘤的发病年龄段常较良性分叶状肿瘤要高。

（6）经常复发，复发的肿瘤恶性程度将会增加。

二、分叶状肿瘤的声像图

（1）外形为多结节状。

（2）边缘光滑。

（3）与纤维腺瘤比较内部回声不均，常可见到液体潴留形成的裂隙。

（4）多数较小的病灶与纤维腺瘤很难鉴别。

（5）不易鉴别良性、恶性。

分叶状肿瘤的超声图像见图 6-24。

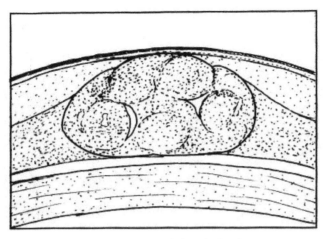

图 6-24　分叶状肿瘤的典型图像

① 分叶状肿瘤：见图 6-25，图 6-26。

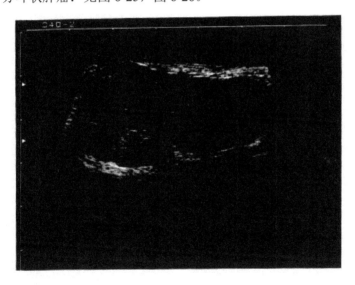

图 6-25　表现为扁平的多节状，内部回声为不同的叶状结构，可见液体潴留的间隙。这是
　　　　　典型的分叶状肿瘤图像

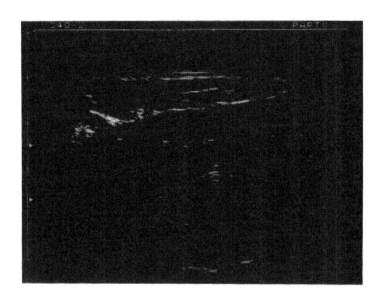

图 6-26　形状为椭圆状，但不是多节状，可见内部有液体潴留的间隙。这是分叶状肿瘤的特征

②恶性分叶状肿瘤：见图 6-27。

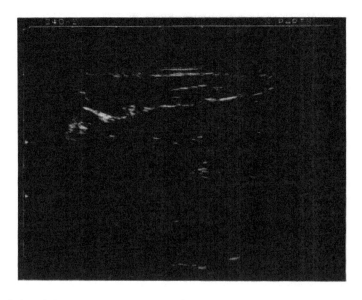

图 6-27　肿瘤表现在多结节状，内部可见高回声区及低回声区，一般超声检查不易鉴别其良性、恶性

③小的分叶状肿瘤：见图 **6-28**。

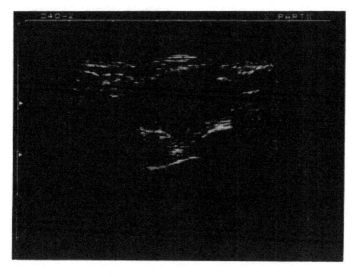

图 6-28　一般小的分叶状肿瘤与多节形纤维腺瘤不易鉴别。本例图像中由于内部回声为独
　　　　特不规则的毛糙感觉，应怀疑为分叶状肿瘤

第五节　错构瘤

一、错构瘤的临床特征

（1）有明显包膜的肿瘤。

（2）与乳房组织成分相同或部分组织缺失，各组织成分的比例与正常乳房有明显不同。

（3）肿瘤整体为脂肪瘤样，其中含有少量乳腺组织的称为腺脂肪瘤，肿瘤整体为纤维腺瘤样，其中含有少量脂肪组织的称为纤维腺脂肪瘤。脂肪瘤中含有软骨成分的称为软骨脂肪瘤。

（4）错构瘤有各种名称，如脂肪瘤错构瘤、腺瘤错构瘤、软骨错构瘤等。

二、错构瘤的声像图

（1）表现为边缘光滑的椭圆形肿瘤，其外形特征与典型的纤维腺瘤相同。

（2）内部回声的特点为强回声、低回声同时存在。

（3）强回声部分为脂肪与腺组织，或者脂肪与纤维组织细条状交错，也就是"脂肪+a"的区域表现为强回声。

错构瘤的声像图见图6-29。

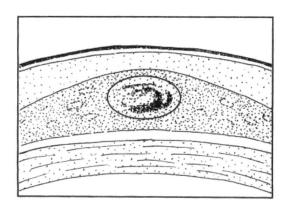

图6-29 错构瘤的典型图像

①错构瘤：见图6-30。

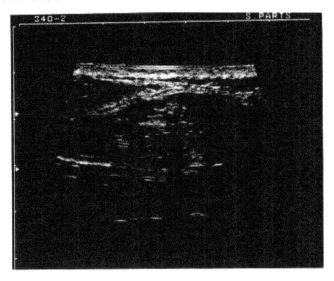

图6-30 组织类型为纤维腺脂肪瘤。外形为椭圆形，边缘光滑，后方回声不变。因内部强回声及低回声同时存在，表现独特。如果有错构瘤的概念，容易诊断

②错构瘤：见图 6-31。

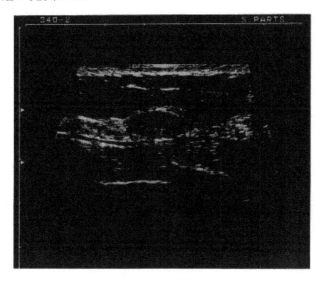

图 6-31　小病灶表现为错构瘤的典型图像。对肿瘤进行细胞学检查，结果为纤维腺瘤且有脂肪成分

第六节　导管内乳头状瘤

一、导管内乳头状瘤的临床特征

（1）表现为导管内乳头状增殖的良性上皮样肿瘤。

（2）40～50 岁多发。

（3）病变多发生在乳头附近，经常伴有乳头异常分泌。

（4）病变多发时，称为导管内乳头状病或导管内多发乳头状瘤。

（5）囊肿内显示肿瘤称为囊肿内乳头状瘤。

二、导管内乳头状瘤的声像图

（1）导管内乳头状瘤的声像图分为以下 3 个类型。

①囊肿内肿瘤（囊肿内乳头状瘤）：见图 6-32。

②实性肿瘤：见图 6-33。

③导管内隆起性病变：见图 6-34。

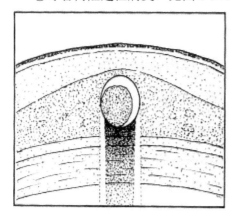
图 6-32 囊肿内乳头状肿瘤

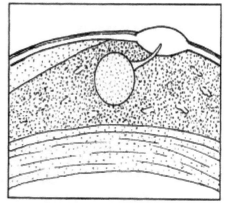
图 6-33 实性肿瘤图

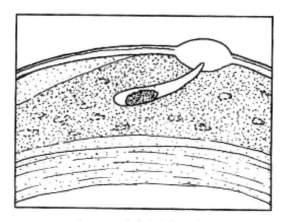
图 6-34 导管内隆起性病变

（2）囊肿内乳头状瘤，可见向囊肿内突出的肿瘤图像，相对囊肿，肿瘤的大小不一。与囊肿内癌的鉴别非常重要（图 6-35，图 6-36）。

（3）实性肿瘤的形状为类圆形，内部回声比较均匀，纵横比较纤维腺瘤大。多发生在乳头旁，经常可见到乳头肿瘤侧导管扩张。

（4）导管内隆起性病变多伴有乳头的异常分泌物，与非浸润性导管癌不容易区分（图 6-37 至图 6-40）。

①囊肿内乳头状瘤（一）：见图 6-35。

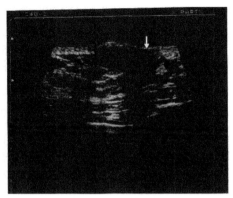

图 6-35　乳头（↓）旁皮下可见囊肿内肿瘤。肿瘤与囊肿壁的接触面积较小，这是与囊肿内癌的鉴别要点。

②囊肿内乳头状瘤（二）：见图 6-36。

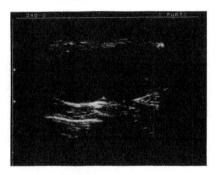

图 6-36　较大的囊肿内肿瘤。肿瘤为圆形，内部回声模糊可以诊断为良性肿瘤

③导管内乳头状瘤（一）：见图 6-37。

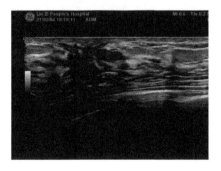

图 6-37　表现为圆形肿瘤，边缘光滑，内部回声均匀，后方回声增强，可见乳头侧导管扩张

④导管内乳头状瘤（二）：见图6-38。

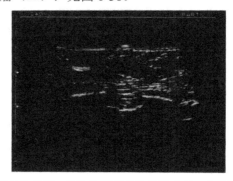

图 6-38　可见导管内病变压迫导管，使导管扩张呈肿瘤样改变，是实性肿瘤与导管隆起性病变的中间型

⑤导管内乳头状瘤（三）：见图6-39，图6-40。

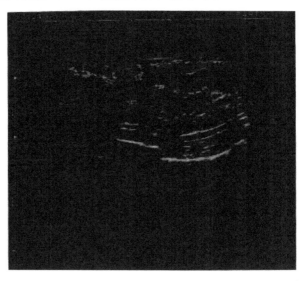

图 6-39　在扩张导管的分叉处可见形状规整的隆起性病变，首先应考虑良性的导管内乳头状瘤

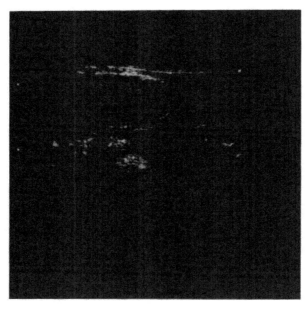

图 6-40　扩张的导管内可见隆起性病变。与非浸润性导管癌的扩张导管内隆起型病变难以
　　　　鉴别。必要时可进行分泌物的细胞学检查及导管内镜检查

第七节　导管腺瘤

一、导管腺瘤的临床特征

（1）该病于 1984 年由 Azzopardi 首先提出，它与乳腺癌容易混淆。

（2）是与导管内乳头状瘤一类的病变。

（3）病理学所见：在大部分病例中可见到玻璃样变的增生纤维组织相互融合，容易表现为浸润的假象，可见高度核异常型的大汗腺化生。

（4）由于该病少见，无论是超声图像还是组织学检查，均易与癌症相混淆。

二、导管腺瘤的声像图

（1）由于肿瘤乳腺向脂肪层突出，表现为纵长的类圆形，容易误诊为实性管状腺癌。

（2）如果仔细观察，可发现向脂肪层突出部位的乳腺前方境界线仍完整。

导管腺瘤的典型图像：见图 6-41。

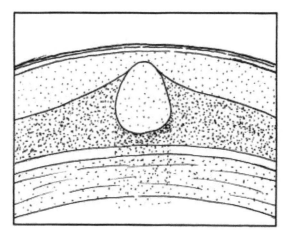

图 6-41　导管腺瘤的典型图像

导管腺瘤：见图 6-42，图 6-43。

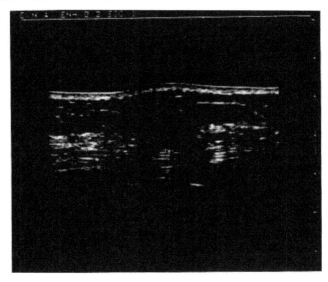

图 6-42　边缘稍有角的类圆形状可见肿瘤向脂肪组织较大范围突出。与实性管腺癌不易鉴
　　　　　别，仅在乳腺前方有一条完整、连续的境界线，仍难以否定乳腺癌

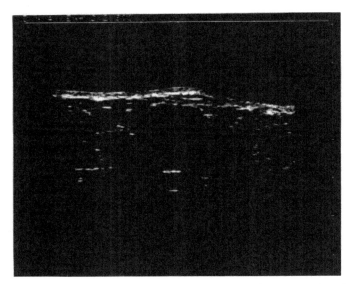

图 6-43　可见纵横比增大的局限性肿瘤，后方回声增强。超声怀疑实性管状腺癌，仅凭
这幅图像所见，诊断为极少见的导管腺瘤不够恰当。这时应考虑诊断为实性管状腺癌

第八节　乳腺纤维腺病

一、乳腺纤维腺病的临床特征

（1）表现为纤维化、多间质的玻璃样变及小叶萎缩的病变，此时可考虑
为炎性病变。

（2）有的病例由糖尿病引起，被称为糖尿病乳腺病。

（3）临床主诉有时伴有疼痛，有肿瘤，较硬，边界不清晰，形状不规则，
活动度差，触诊所见与浸润癌非常相似。

二、乳腺纤维腺病的声像图

（1）表现为边界不规则的低回声区，经常伴有后方回声衰减。

（2）必须与硬癌和浸润性小叶癌进行鉴别。肿瘤生长局限于乳腺内，肿
瘤的中心部分整体回声较淡可作为鉴别要点。

乳腺纤维腺病的典型声像图见图 6-44。

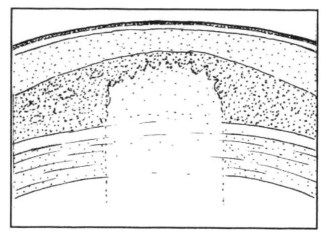

图 6-44 乳腺纤维腺病的典型声像图

乳腺纤维腺病：见图 6-45，图 6-46。

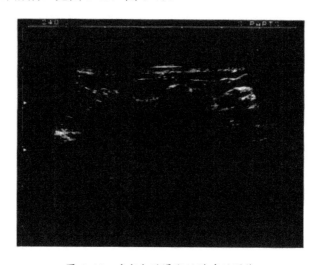

图 6-45 病变大的浸润性肿瘤的图像

触诊有与乳腺癌硬度相当的肿瘤病变。细胞学检查当然没有发现癌细胞，但由于硬癌及浸润性小叶癌的间质成分较多，有时穿刺抽吸细胞学检查也采不到癌细胞。只有对高度怀疑为乳腺癌的病例，进行组织学活检才是最有效的确诊方法。

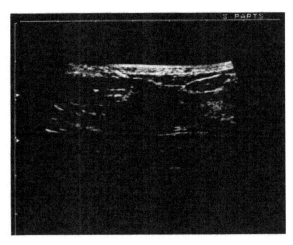

图 6-46　虽未见后方回声衰减，但从形状及边缘来看，不能否定乳头腺管癌及非浸润性
　　　　导管癌。乳腺纤维腺病与其他一些疾病声像图在诊断上也容易混淆。应借细胞
　　　　学检查进行确诊

第九节　乳腺炎

一、乳腺炎的临床特征

（1）乳腺炎一般为哺乳期的疾病，也见有中年期的病例。

（2）哺乳期的乳腺炎是乳汁分泌的局部受阻，由乳头细菌逆行感染所致。

（3）中年期的乳腺炎，可能是由于导管上皮细胞增生伴有导管狭窄，引起导管内分泌物潴留即导管扩张症，详细原因尚不清楚。

（4）常见症状为皮肤红肿、疼痛，同时伴有发热，容易诊断，重要的是与炎性乳腺癌的鉴别。

二、乳腺炎的声像图

（1）乳腺炎常形成脓肿，脓肿为形态不规则的无回声区，其内可见变性物质造成的强回声散在分布。

（2）可见蜂窝织炎引起皮肤和囊肿周边回声减低，脂肪组织回声水平增强。

脓肿的典型图像见图 6-47，伴有炎症的脓肿典型图像见图 6-48。

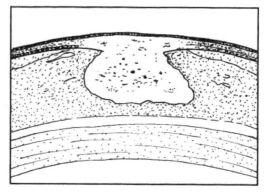

图 6-47　脓肿的典型图像

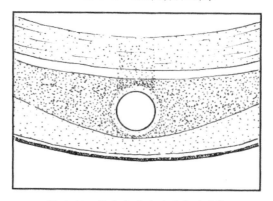

图 6-48　伴有炎症的脓肿典型图像

①乳腺炎：见图 6-49 至图 6-52。

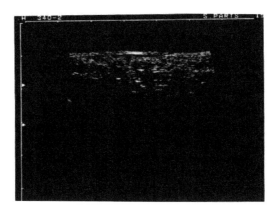

图 6-49　哺乳期乳腺炎整个乳房呈现重度炎症表现，局部皮肤明显增厚

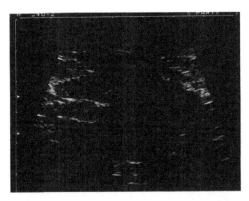

图 6-50 中年期乳腺炎，伴较多的脓液潴留。非哺乳期的乳腺炎大多原因不明，病程 6 个月至 1 年

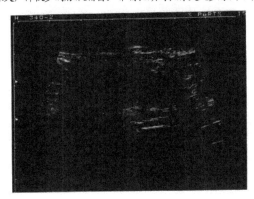

图 6-51 乳头及周边脓肿

本例皮肤不红，轻微疼痛，根据临床特点没有考虑是乳腺炎，这时要考虑各种检查结果才能做出正确诊断。

②伴有炎症的肿囊：见图 6-52。

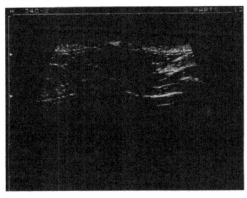

图 6-52 肿囊周边蜂窝织炎部分表现为低回声。中年期的囊肿常常伴有炎症，其原因尚不清楚

第十节　男性乳腺发育症

一、男性乳腺发育症的临床特征

（1）是指男性的乳腺肥大。

（2）青春期及老年人有多发的趋势。

（3）原因是内分泌失调，尤其是雌激素过剩。雌激素过剩的原因之一是肝损害引起肝对雌激素灭活功能减低。

（4）乳晕下方可触及圆盘状结节，伴轻度疼痛。

（5）多为一侧发病。

（6）在组织学上，可见导管的扩张及间质的胶原纤维的肿胀、增生，一般见不到小叶结构。

（7）本症与女性青年性乳腺肥大症的组织学表现相同。

二、男性乳腺发育症的声像图

（1）多表现为扁平的椭圆形低回声肿块。

（2）有的表现为与女性乳腺同样厚度的乳腺图像。

（3）青春期、老年期病例的声像图无明显差异。

男性乳腺发育症的典型图像，见图6-53。

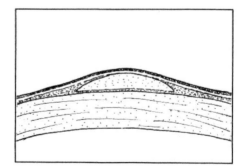

图 6-53　男性乳腺发育症的典型图像

①男性乳腺发育症（青春期）：见图6-54，图6-55A、B。

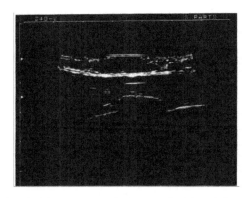

图 6-54 14 岁男性，皮肤与胸大肌之间可见扁平的低回声肿块，是典型的男性乳腺发育症图像

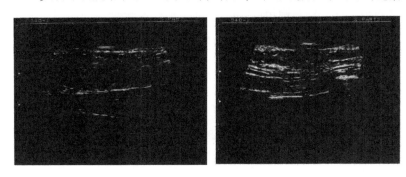

A   B

图 6-55 18 岁男性。不是扁平低回声图像，而是表现为与女性乳腺基本相同的图像。是笔者见到过的最厚的男性乳腺。对侧乳房可见少许乳腺组织，双侧乳腺厚的程度有很大差异

②男性乳腺发育症（老年）：见图 6-56。

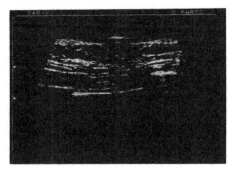

图 6-56 64 岁男性，可见乳腺组织的强回声图像，内部回声类型与正常女性乳腺相同

第十一节　妊娠期、哺乳期的乳腺疾病

一、积乳

（1）发生在哺乳期的乳腺，乳液在局部停滞、潴留所形成的肿块。

（2）内容物经常发生干酪样变性。

（3）在超声图像上，可显示局限性肿块，初期表现为囊肿样无回声，随时间推移内部出现不均匀回声。

（4）该病发生于哺乳期，结合临床容易与其他疾病鉴别。

二、纤维腺瘤

（1）纤维腺瘤在哺乳期、妊娠期时明显增大。

（2）进一步发展出现肿瘤内导管扩张，肿瘤内可见到囊肿样无回声区。

（3）哺乳结束后可完全恢复原状。

①积乳：见图 6-57，图 6-58。

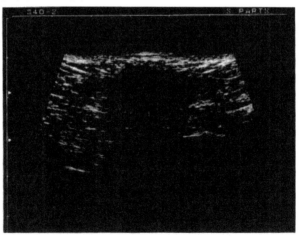

图 6-57　可触及边界清晰的肿物，形状为椭圆形，由于乳汁变性内部表现为特有的不均匀回声。如果是在哺乳期，诊断更加容易

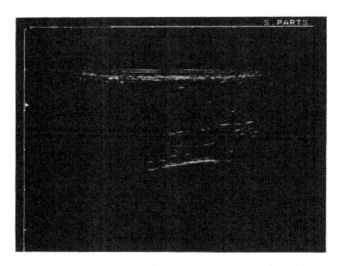

图 6-58　内部表现为与囊肿同样的无回声区，哺乳期乳腺内的囊性肿块内容物应为乳汁

②哺乳期的纤维腺癌：见图 6-59。

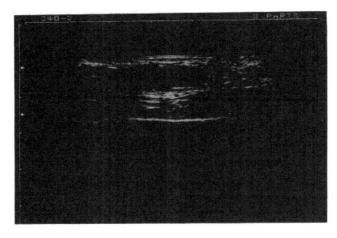

图 6-59　纤维腺癌在妊娠期、哺乳期常常增大。与非哺乳期的本病相比可见肿瘤内导管扩张

第十二节　乳房异物

一、石蜡注入法

（1）石蜡注入法是用较粗的针将石蜡及硅树脂类物质注入乳腺后方的丰乳方法。

（2）由于常会出现乳房硬化、变形等不良反应，现已不再使用。

（3）油性物质会引起油性肉芽肿的形成。根据注入物质的不同，其肉芽肿的名称也不同，如石蜡瘤及硅胶肉芽肿等。

（4）超声表现为前方边界不清晰的强回声，后方回声缺失。

二、假体置入法

（1）假体置入法，是将硅胶和生理盐水封入袋状假体再置入乳房的方法，是现在使用最多的一种丰乳方法。

（2）以前是将假体置入乳腺后间隙，现在主要是在胸大肌的下方置入假体。

（3）在超声图像上表现为边界清晰。

（4）内部回声类型，根据内容物的不同而异，多数表现为无回声。

三、脂肪注入法

（1）脂肪注入法，是将患者自身的腹部及股（大腿）部的脂肪吸出，注入乳房的丰乳方法。

（2）如果注入的脂肪部分发生坏死，或随时间推移大部分被吸收，这就相当于只置入了剩余部分脂肪。

（3）在图像上，多表现为类圆形肿块，内部回声为高、低混合回声。

（4）部分表现为无回声，应与多发囊肿相鉴别。注入的脂肪位于乳腺后方是鉴别的要点。

①石蜡注入法：见图 6-60。

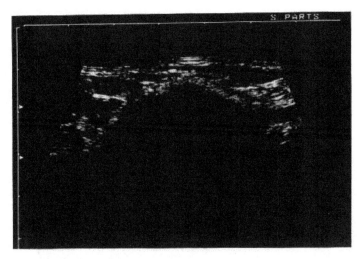

图 6-60　由于肉芽肿的形成表现为较大的回声缺失图像。前面为平缓的曲线形，几乎见于
　　　　全部双侧乳房，与大的浸润性癌容易鉴别

②假体注入法：见图 6-61。

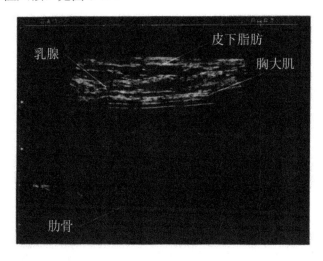

图 6-61　近年来假体置入时常用胸大肌下置入法。图中从上向下可清晰显示皮肤、皮下脂
　　　　肪、乳腺、胸大肌、假体和肋骨

③脂肪注入法：见图 6-62。

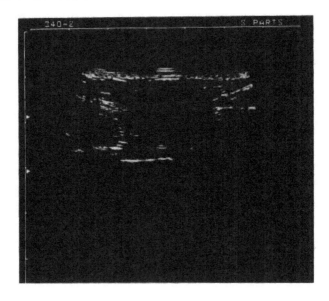

图 6-62　可见囊肿或者囊肿内肿瘤样的局限性肿块，患者若隐瞒脂肪注入的病史时，诊断
　　　　经常比较困难

④隆胸手术后发现的肿瘤：见图 6-63，图 6-64。

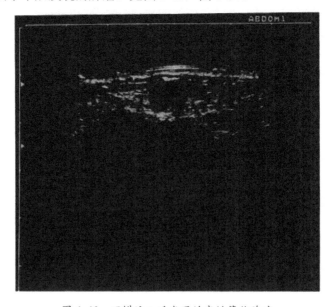

图 6-63　石蜡注入后发现的实性管状腺癌

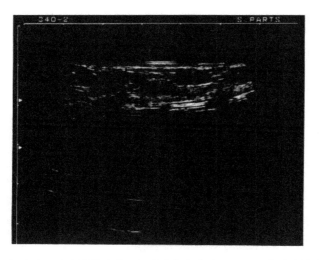

图 6-64 假体置入后的纤维腺瘤，如果异物取出后仍可显示出肿瘤便容易诊断

第十三节 乳腺外的良性疾病

一、脂肪瘤

（1）脂肪层内边界清晰的肿瘤，有独特的柔软性，活动度较大。

（2）超声图像表现为椭圆形、边缘光滑的肿瘤，较小的肿瘤多表现为强回声，较大的肿瘤多表现为与周围的脂肪组织同等水平的回声。

二、脂肪坏死

（1）称为脂膜炎。

（2）因钝器伤或挤压伤引起。

（3）触诊时，可触及边界不清的肿块，在硬度上常常误认为乳腺癌。

（4）患者本人常常没有外伤的感觉，与乳腺癌的鉴别非常重要。

（5）超声图像表现为皮下脂肪层内的高水平回声区，其中心部位常可见到低回声区。

三、粉瘤

（1）皮肤上发生的肿瘤，为毛囊或皮脂腺的潴留囊肿。

（2）内容物为脂肪、角化的上皮、皮脂分泌的黏稠物质等。

（3）有时发生炎症形成脓肿。

（4）超声图像表现为皮肤及皮下组织内可见圆形或椭圆形低回声肿块。

四、Mondor 病

（1）乳房及胸廓前壁的静脉炎。由法国的外科医师 Mondor 首先报道。

（2）皮下可触及具有特征性的条状硬结。

（3）超声图像表现为皮肤正下方可见细长管状结构，多数病变周边回声稍稍增强。多数管径狭窄，触诊时常不能清楚地发现硬结病变。

①脂肪瘤：见图 6-65。

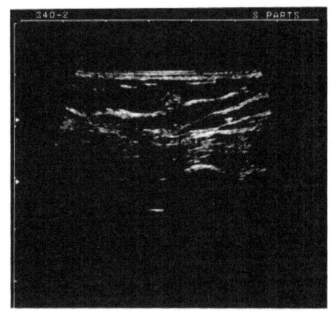

图 6-65　皮下脂肪层内可见强回声肿瘤，小的脂肪瘤常表现为强回声肿瘤

②脂肪坏死：见图 6-66。

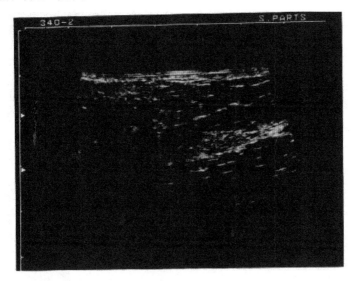

图 6-66　皮下脂肪层内回声水平增强，其中可见 2 个低回声区。患者本人常不记得有外伤
　　　　病史，或者多在外伤 1 个月后发现病变

③脂肪坏死：见图 6-67。

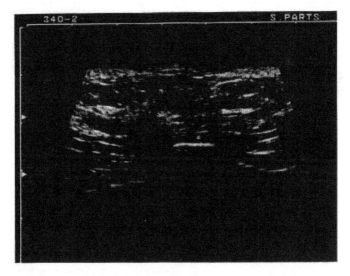

图 6-67　在低回声范围较大时，容易将肿块周边强回声区判断为脂肪浸润，而将脂肪坏死
　　　　误诊为癌症。触诊时误诊为乳腺癌的情况也比较多。与脂肪组织浸润表现为肿瘤
　　　　样低回声相比较，宽的强回声区可诊断为脂肪坏死

④粉瘤：见图 6-68。

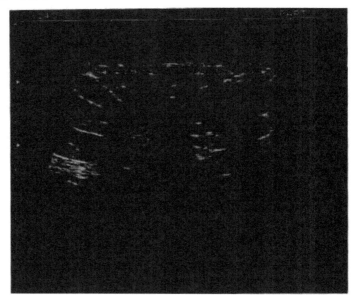

图 6-68　不少患者由于乳房处触及到粉瘤而怀疑乳腺癌就诊。由于病变位于皮肤，容易诊断

⑤伴有炎症的粉瘤：见图 6-69。

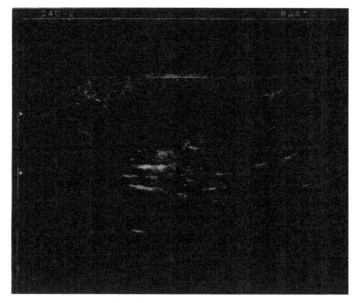

图 6-69　粉瘤经常伴有炎症，形成脓肿，周围皮肤轻度增厚

⑥Mondor 病：见图 6-70。

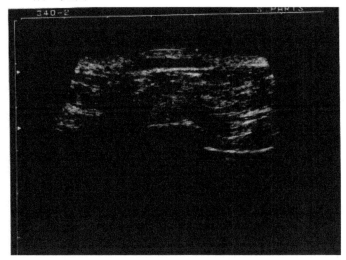

图 6-70　Mondor 病，与效果好的触诊相比超声检查时常不能清晰地显示病变中较粗的血
　　　　管。如果触诊后考虑本病，就要仔细扫查皮下组织

第七章　恶性肿瘤超声检查

第一节　乳腺癌

一、乳腺癌的组织学分类

乳腺恶性肿瘤依发生组织的分类见图 7-1。

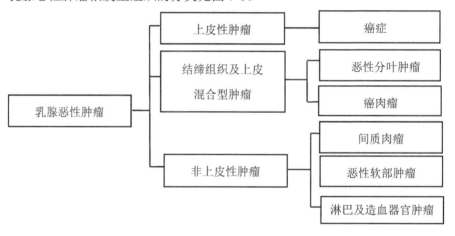

图 7-1　乳腺恶性肿瘤分类

（1）乳腺癌是发生于乳腺导管上皮的恶性肿瘤，约占乳腺恶性肿瘤的 99%。

（2）乳腺癌的组织类型很多，在日本广泛使用的是《临床·病理乳腺癌诊疗常规》中的"乳腺肿瘤的组织学分类"标准。

（3）乳腺癌分为非浸润癌、浸润癌、Paget 病三大类。

（4）非浸润癌分为非浸润性导管癌和非浸润性小叶癌。浸润性癌分为浸润性导管癌和特殊型癌。

（5）浸润性导管癌又分为乳头状管状腺癌、实性管状癌、硬癌 3 型，特殊型癌再分为黏液癌等 11 型。

（6）浸润性导管癌占全部乳腺癌的 80%。

（7）浸润癌有几种组织类型同时存在的情况，可按占优势组织类型的面积进行再分类。

二、乳腺癌的组织学分类

1.非浸润性癌（noninvasive carcinoma）

（1）非浸润性导管癌（noninvasive ductal carcinoma）。

（2）非浸润性小叶癌（lobular carcinoma in situ）。

2.浸润癌（invasive carcinoma）

（1）浸润性导管癌（invasive ductal carcinoma）：①乳头状管状腺癌（papillotubular carcinoma）；②实性管状癌（solid-tubular carcinoma）；③硬癌（scirrhous carcinoma）。

（2）特殊型（special type）：①黏液癌（mucinous carcinoma）；②髓样癌（medullary carcinoma）；③浸润性小叶癌（invasive lobular carcinoma）；④腺样囊性癌（adenoid cystic carcinoma）；⑤鳞状细胞癌（squamous cell carcinoma）；⑥梭形细胞癌（spindle cell carcinoma）；⑦大汗腺样癌（apocrine carcinoma）；⑧伴有骨、软骨化生的癌[carcinoma with cartilaginousand（or）osseous metaplasia]；⑨导管癌（小管癌、高分化腺癌）（tubular carcinoma）；⑩分泌癌（幼年性癌）[secretory carcinoma（juvenilecarcinoma）]；⑪其他（others）。

（3）乳头 Paget 病（Paget's disease）。

第二节　乳头状管状腺癌

一、乳头状管状腺癌的临床特征

（1）扩展方式以导管内扩展为主。

（2）肿瘤特征为乳头状增殖及管腔形成的癌，组织形态多种多样。

（3）乳头管状、乳头状、粉刺状、筛状等结构或单一或混合存在，有时同时伴有实性增殖。

（4）浸润灶非常小的病灶称为微小浸润癌。

二、乳头状管状腺癌的声像图

（1）表现为边缘粗糙，形状不规则的肿瘤，经常可见到钙化灶。

（2）粉刺样癌多表现为扁平的不规则低回声肿瘤，大多数伴有钙化灶。

（3）微小浸润癌的声像图表现与非浸润性导管癌相同。

乳腺状导管腺癌的典型图像见图 7-2，粉刺样癌的典型图像见图 7-3。

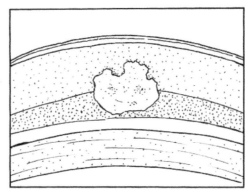

图 7-2　乳腺状导管腺癌

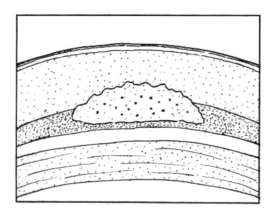

图 7-3　粉刺样癌

①乳头状管状腺癌（一）：见图 7-4。

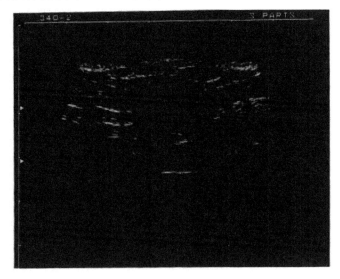

图 7-4　乳头状管状腺癌为形状不规则，从乳腺向脂肪组织突出的大的肿物。内部可见点
　　　　状强回声，为微小的钙化灶。后方回声轻微增强

②乳头状管状腺癌（二）：见图 7-5。

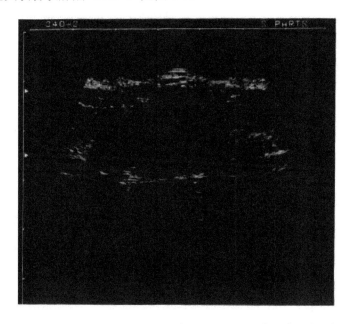

图 7-5　形状不规则，边缘粗糙，后方回声不变，可见乳腺的前方境界线部分中断

③小的乳头状管状腺癌：见图 7-6。

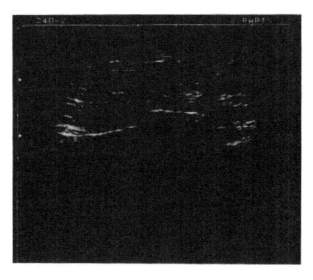

图 7-6　图中难以判断前方境界线是否中断，从肿瘤形态不规则，高度怀疑为乳腺癌。从
　　　　 形状、后方回声及内部回声判断为乳头状管状腺癌。病理组织图像证实肿瘤前方
　　　　 境线完整

④乳头状管状腺癌（粉刺样癌）：见图 7-7A、B。

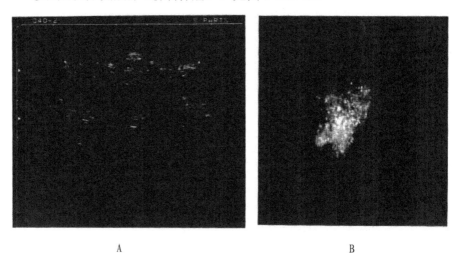

A　　　　　　　　　　　　　　　　B

图 7-7　粉刺样癌的典型图像为扁平的不规则形低回声肿瘤，多数肿瘤可见强回声钙化灶。
　　　　 这些钙化灶的性状可在乳腺钼靶摄影中详细观察

第三节　实性管状腺癌

一、实性管状腺癌的临床特征

（1）表现为实质性的肿瘤，对周边组织挤压性或膨胀性生长。

（2）病灶呈髓样或腺腔不明显的小导管内实性生长。

（3）病灶周边有比较清晰的边界。

（4）中心部分可发生坏死及纤维化。

二、实性管状腺癌的声像图

（1）多表现为边界清晰、边缘光滑的局限性肿瘤。

（2）肿瘤多为类圆形或者多角形，常常为不规则形。

（3）纵横比较纤维腺瘤要高。

（4）内部为极低回声。

（5）多数后方回声增强。

实性管状腺癌的典型图像见图 7-8。

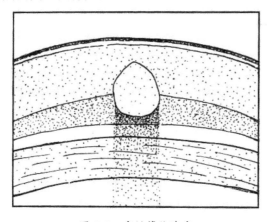

图 7-8　实性管状腺癌

①实性管状腺癌（一）：见图 7-9。

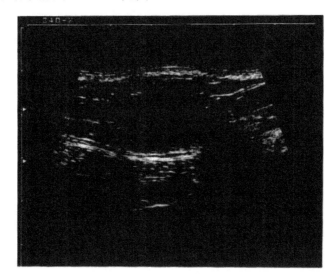

图 7-9　肿瘤为接近圆形的多角形，内部回声极低，反映组织成分为致密的实性管状腺癌的组织构造

②实性管状腺癌（二）：见图 7-10。

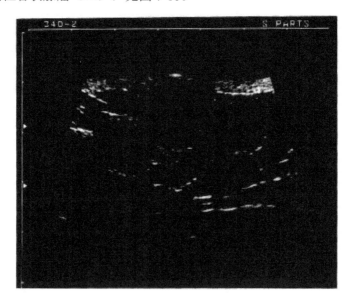

图 7-10　乳腺萎缩，脂肪组织层内可见肿瘤回声。形状为纵长形，内部回声极低，后方回声稍稍增强。与皮肤交界处未见浸润

③实性管状腺癌（三）：见图 7-11。

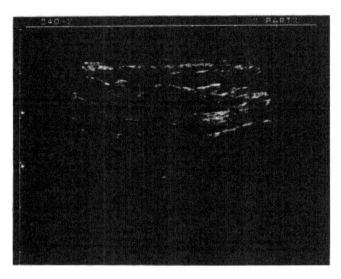

图 7-11　可见小的局限性肿瘤，纵长形，怀疑为实性管状腺癌。但是由于在乳腺组织内存在点状回声，不能完全否认浓缩囊肿的诊断。应超声引导下穿刺进行细胞学检查

④实性管状腺癌（四）：见图 7-12。

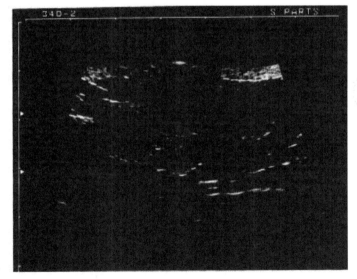

图 7-12　乳腺萎缩，脂肪组织层内可见肿瘤回声。形状为纵长形，内部回声极低，后方回声稍稍增强。与皮肤交界处未见浸润

⑤小实性管状腺癌：见图7-13。

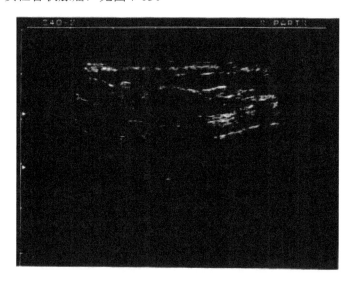

图 7-13 可见小的局限性肿瘤，纵长形，怀疑为实性管状腺癌。但是由于在乳腺组织内存在点状回声，不能完全否认浓缩囊肿的诊断。应在超声引导下穿刺进行细胞学检查

⑥较大实性管状腺癌：见图7-14。

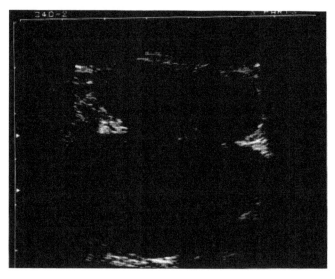

图 7-14 较大的局限性肿瘤必须与分叶状肿瘤鉴别，由于本例为纵长的有角的形状，实性管状腺癌的诊断比较容易

⑦表现为中间型肿瘤像的实质性管状腺癌：见图7-15。

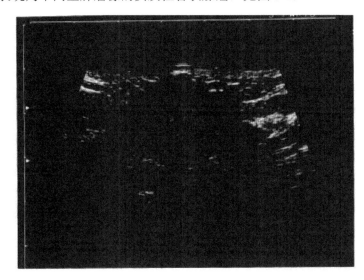

图7-15 肿瘤的形状不规则加上边缘粗糙，诊断为乳头状管状腺癌

⑧容易与纤维腺瘤混淆的实性管状腺癌：见图7-16。

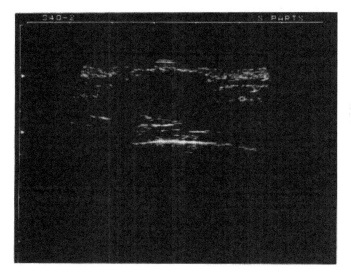

图7-16 肿瘤呈扁平的椭圆形，内回声比较强，与纤维腺瘤鉴别比较困难。肿瘤的左边缘部粗糙，根据这一点可诊断为乳腺癌

第四节　硬癌

一、硬癌的临床特征

（1）癌细胞的数量少，可见或小块状或条索状间质浸润，伴有间质纤维组织的增生。

（2）由于上述成分，可将其分为狭义的硬癌和广义的硬癌。

（3）狭义硬癌的导管内癌病灶非常少，可见高度的间质浸润。

（4）广义硬癌是乳头状管状腺癌或实性管状腺癌，间质弥漫性浸润的面积占大部分。

二、硬癌的声像图

（1）边界不清晰，边缘粗糙，表现为常见的浸润型肿瘤。

（2）多表现为纵长的形状。

（3）多伴有后方回声衰减，衰减程度随肿瘤间质纤维组织量的多少而不同。

（4）肿瘤边缘部分多为强回声，强回声的宽度因脂肪浸润的程度不同而存在差异。

①硬癌的典型图像见图 7-17 至图 7-19。

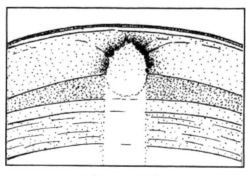

图 7-17　硬癌

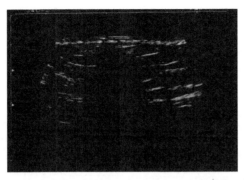

图 7-18　形状不规则，边缘不清晰，表现为一般的浸润性肿瘤图像，边缘部分可见强回声，提示为脂肪浸润

图 7-19　表现为前方尖形的浸润性肿瘤

　　本例肿瘤后方回声明显衰减，肿瘤的间质纤维组织含量较多，在进行超声引导下刺穿细胞学检查时，刺穿部位必须选择在细胞成分丰富的肿瘤边缘。

　　②小硬癌：见图 7-20。

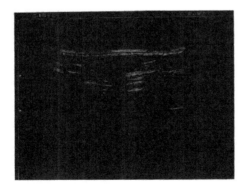

图 7-20　由于小硬癌有特征性表现，如果发现肿瘤，容易做出定性诊断

③表现为中间型肿瘤图像的硬癌：见图 7-21，图 7-22。

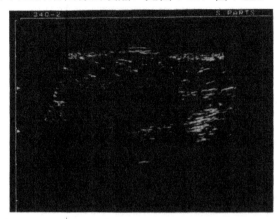

图 7-21　肿瘤形状不规则，后方回声不规则无衰减，为同时伴有乳头状管状癌的硬癌

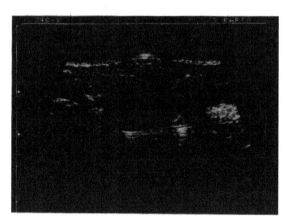

图 7-22　肿瘤形态不规则，诊断为乳头状管状腺癌的病例。组织学诊断为乳头状管状腺癌
　　　　　伴破溃的硬癌

第五节　黏液癌

一、黏液癌的临床特征

（1）是浸润癌的一种特殊类型，约占全部乳腺癌的3%。

（2）以产生黏液为特征，组织学表现为癌细胞排成小巢状，漂散于黏液中。

（3）与其他乳腺癌相比，淋巴结转移的机会较低，预后尚好。

（4）可触及肿瘤边界清晰的局限性球状结节。

（5）分为纯黏液型及混合型，混合型是指肿瘤中有浸润型导管癌形态的细胞存在。

二、黏液癌的声像图

（1）表现为边界清晰的局限性肿瘤。

（2）乳腺癌中黏液癌的内部回声水平有最高的倾向。

（3）小的黏液癌内部回声边界均匀，大的黏液癌内部回声不均匀。

（4）在实性肿瘤中后方回声增强的程度最强。

①黏液癌：见图7-23至图7-25。

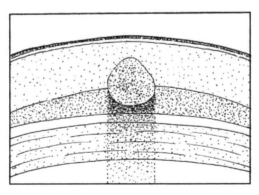

图7-23　黏液癌的典型图像

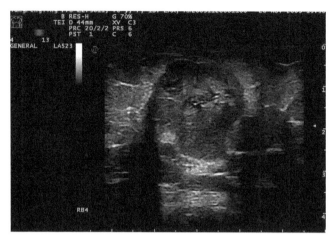

图 7-24　纵横比较高的局限性肿瘤，见到后方回声明显增强，是黏液癌的典型图像

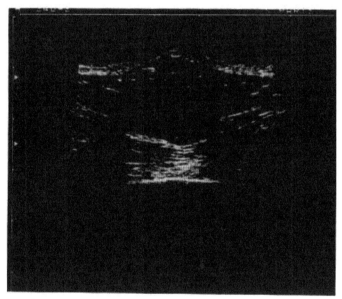

图 7-25　内部回声轻度不均匀的局限性肿瘤，后方回声明显增强。由于回声水平与脂肪组织基本相同，常会给人以肿瘤边缘不清晰的感觉

②小黏液癌：见图 7-26。

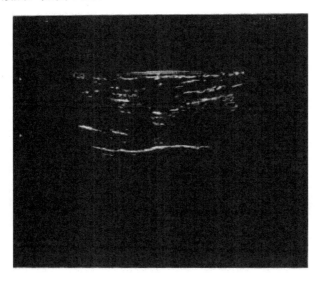

图 7-26　为纵长的局限性肿瘤

　　如果仔细观察肿瘤，其边缘粗糙，可以排除浓缩囊肿的诊断。内部回声很低，怀疑为实性管状腺癌。由于细胞学检查对实性管状腺癌与黏液癌均有极高的诊断价值，因此，必要时应进行超声引导下穿刺抽吸细胞学检查。

③大黏液瘤：见图 7-27。

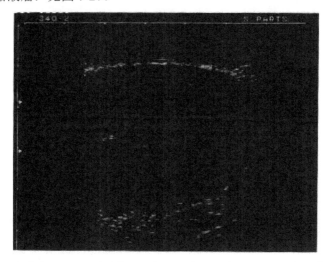

图 7-27　与纤维腺瘤和分叶状肿瘤相比，大黏液癌的纵横比较高，内部回声非常不均匀。

强回声部分为黏液癌组织图中常见的图像，低回声部分为肿瘤坏死形成

④易与纤维腺瘤混淆的黏液癌：见图 7-28。

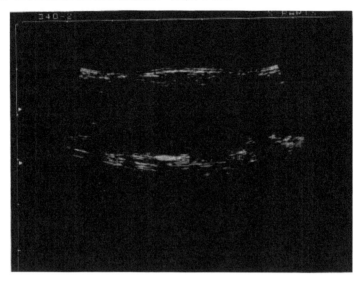

图 7-28 在最大切面表现为扁平的椭圆形，容易与纤维腺瘤和分叶状肿瘤混淆，但是与最

大切面垂直的切面表现为纵长的肿瘤图像是典型的黏液癌声像图

⑤黏液癌（囊肿融合型）：见图 7-29。

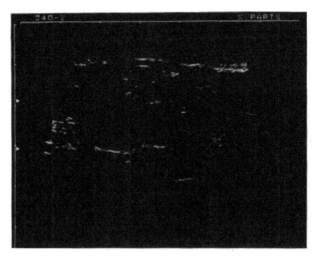

图 7-29 产生黏液活跃的黏液癌所表现的图像，超声怀疑为非浸润性导管癌

第六节　浸润性小叶癌

一、浸润性小叶癌的临床特征

（1）由小叶内导管上皮发生的肿瘤，与一般的导管癌有很大不同。

（2）与欧美地区乳腺癌的发病率（10%）相比，日本以往发病率较低，仅为1%～2%，但近年来的发病率已明显增加，现已达到5%。

（3）癌细胞非常小，单行排列或弥散浸润在间质纤维组织中，间质纤维组织较多。

（4）癌细胞为实性的灶状排列，基本上不形成管状。

二、浸润性小叶癌的声像图

（1）表现为与硬癌同样的浸润性肿瘤，比硬癌更扁平。

（2）与少见的硬癌相同，为纵横比高的肿瘤。

（3）扁平的肿瘤间质比较少时，与导管内进展型的肿瘤，也就是乳腺导管管状腺癌不易鉴别。

浸润性小叶癌见图7-30至图7-34。

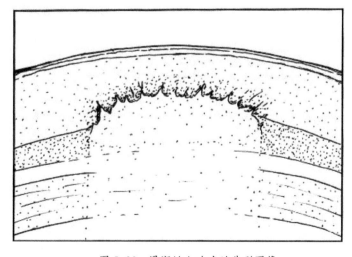

图7-30　浸润性小叶癌的典型图像

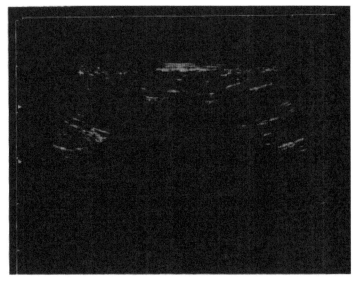

图 7-31　表现为较大的浸润性，有明显的脂肪浸润牵拉库柏韧带情况。出现这个图像时基本可以诊断是乳腺癌，但也要有纤维病的考虑

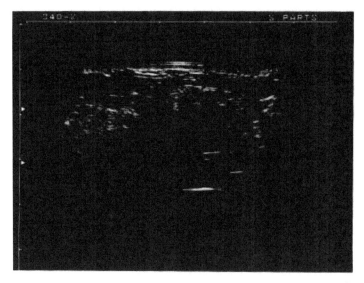

图 7-32　表现为形态不规则的浸润性肿瘤，肿瘤发生在乳腺中央，后方回声轻度衰减

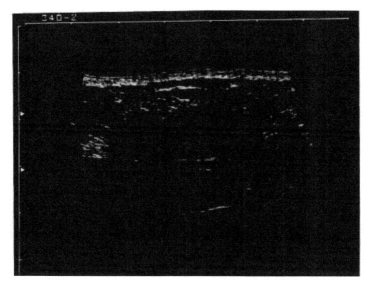

图 7-33　表现为扁平的浸润性肿瘤，后方回声不变，整体回声较淡。这种情况或为浸润性
　　　　　小叶癌，或为乳头管状腺癌，而不是诊断硬癌的图像

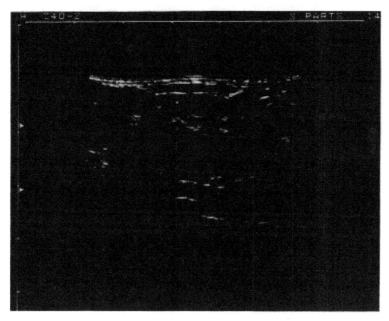

图 7-34　病变局限在乳腺内，也可被诊断为乳头管状腺癌或非浸润性导管癌。要注意这种
　　　　　类型的浸润性小叶癌可以在乳腺 X 线钼靶摄影时发现

第七节 非浸润性导管癌

一、非浸润性导管癌的临床特征

（1）ductal carcinoma in situ 称为 DCIS。

（2）癌细胞局限于导管内，未见癌细胞向间质浸润。

（3）当病灶完全切除时，理论来讲治愈率为 100%。

（4）近年来随着影像诊断的不断进步，这种类型的肿瘤检出率也在不断
提高，其检出率约占全部乳腺癌的 10%。

（5）病理组织亚型有筛状型、粉刺样型、乳头型、低乳头型、实性型、
平坦型等。

非浸润性导管癌病理组织亚型见图 7-35。

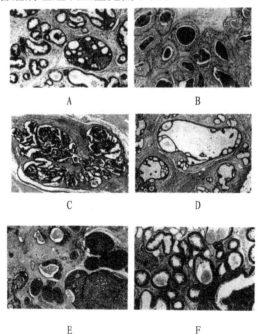

图 7-35 非浸润性导管癌病理组织亚型

A. 筛状型；B. 粉刺样型；C. 乳头状；D. 低乳头状型；E. 实性型；F. 平坦型

二、非浸润性导管癌的声像图

（1）非浸润性导管癌可分为以下 5 种类型。

①扩张导管集合型：可见在局限的区域内集中着扩张的导管。

②扁平不规则低回声型：肿瘤局限在乳腺内，表现为扁平状不规则的低回声区。病理组织类型多为粉刺样型及筛状型。

③扩张导管内隆起型：是发生在从乳头起连续于扩张导管内的病变。大部分伴有乳头异常分泌物。与导管内乳头状瘤的图像类似，两者常难区别。

④囊肿内肿瘤型：表现为囊肿内隆起型肿瘤。触诊及乳腺 X 线钼靶摄影可发现局限性肿瘤，但不能判断肿瘤的性质。超声检查此型有明显的优势。

⑤实性肿瘤型：癌细胞充满多个扩张的导管间隙，形成集合在一起的肿瘤。虽然在组织学上见不到乳腺前方境界线的中断，但在超声图像上有时可见乳腺前方境界线不连续的情况，这时与浸润癌难以鉴别。

非浸润性导管癌的类型见图 7-36。

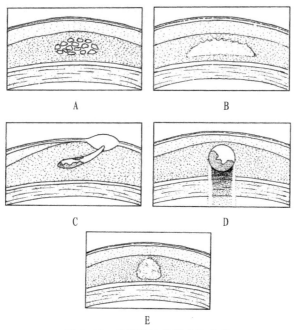

图 7-36　非浸润性导管癌的类型

A.扩张导管集合型；B.扁平不规则低回声型；C.扩张导管内隆起型；D.囊肿内肿瘤型；E.实性肿瘤型

三、囊肿内肿瘤的良恶性鉴别

（1）在囊肿内肿瘤中，应对囊肿内乳头瘤与囊肿内癌做鉴别诊断。

（2）囊肿内乳头状瘤、囊肿内癌两者向囊内突起部的形状并不相同，前者呈类圆形，而后者呈不规则形且基底部较宽。

四、5 种类型非浸润性导管癌的发生率

超声检查中 5 种类型的非浸润性导管癌，其发生率大体情况如下。

（1）扩张导管集合型 5%。

（2）扁平不规则低回声型 40%。

（3）扩张导管内隆起型 10%。

（4）囊肿内肿瘤型 15%。

（5）实性肿瘤型 20%。

五、超声普查中发现非浸润性导管癌

一般来说，虽然超声检查可发现非浸润性导管癌，但乳腺 X 线钼靶摄影对于有钙化灶的非浸润性导管癌检出是有价值的。

首先，由于导管内隆起型肿瘤几乎全部病例乳头均有异常分泌物的症状，因此，普查时没有必要立即进行临床普通检查。囊肿内肿瘤型及实性肿瘤型在超声检查中容易被发现。如果超声医师经验丰富的话，扁平不规则低回声型肿瘤也可以在超声检查中发现。扩张型导管集合型的诊断稍稍困难，理论上非浸润性导管癌约 90% 可以被发现。提高发现率的关键是要提高探头的频率。触诊不易发现的扁平不规则低回声型肿瘤超声检查也可以发现。

超声普查中非浸润性导管癌的发现见图 7-37。

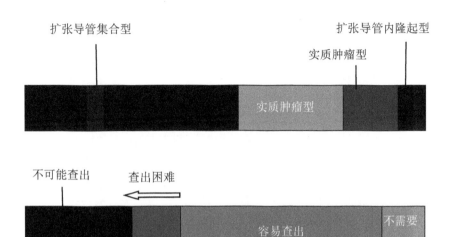

图 7-37　超声普查中非浸润性导管癌的发现

（1）非浸润性导管癌（扩张导管集合型）：见图 7-38。

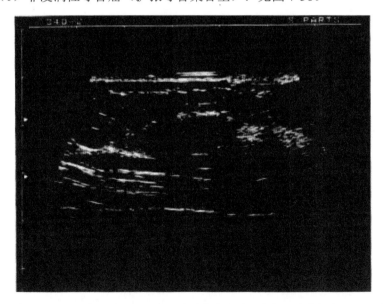

图 7-38　表现为约 2cm 大小的局限的扩张导管集合图像。本类型肿瘤大多被认为是良性肿瘤，乳腺 X 线钼靶摄影未发现钙化灶时，最好进行穿刺抽吸细胞学检查

（2）非浸润性导管癌（扁平不规则低回声型）：见图 7-39。

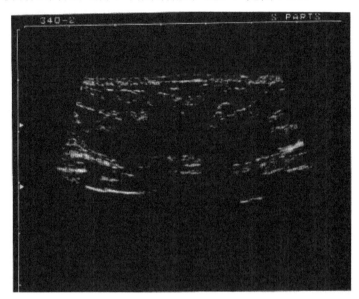

图 7-39　表现为扁平的不规则低回声图像。其内可见细小钙化灶所形成的强回声点。这个
　　　　 类型的图像多见为粉刺型及筛状型

（3）非浸润性导管癌（扩张导管内隆起型）：见图 7-40。

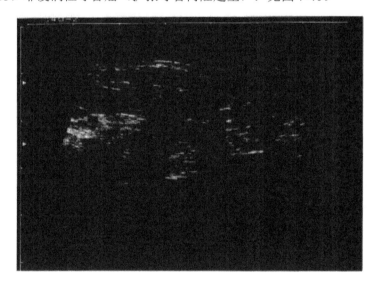

图 7-40　可见局限在乳腺组织内的扁平低回声图像。由于这个类型在非浸润性导管癌中最
　　　　 多见，若对这一类图像有充分认识，便会提高非浸润性导管癌的发现率

（4）非浸润性导管癌（囊肿内肿瘤型）：见图 7-41 至图 4-43。

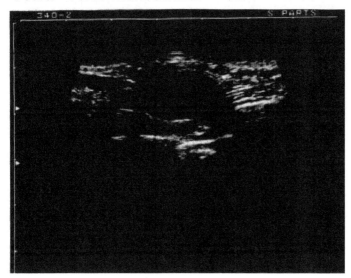

图 7-41　囊肿内的肿瘤表现为丛底宽广的不规则形状，可诊断为乳腺癌。对于囊肿内肿瘤，
　　　　超声检查较其他影像学检查方法更具优势

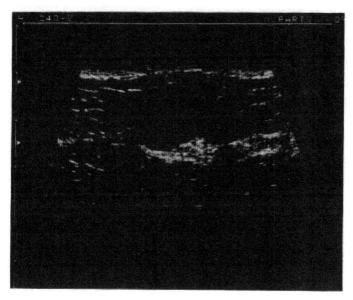

图 7-42　表现为实性肿瘤，其边缘部分可见液体成分回声，从这两种类型回声上可以诊断
　　　　基底宽广的囊肿内肿瘤

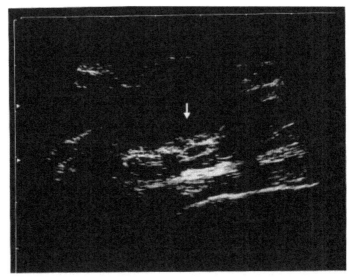

图 7-43　可见囊肿内沉淀物（↓）。上图可见肿瘤形状为类圆形的乳头状瘤，若变换体位沉淀物随之移动，应诊断为基底宽广的乳腺癌

（5）非浸润性导管癌（实质性肿瘤）：见图 7-44，图 7-45。

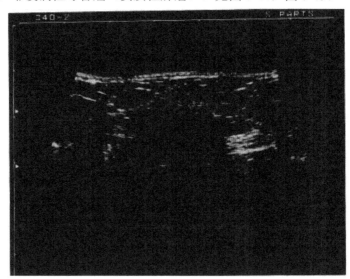

图 7-44　可见伴有脂肪浸润的肿瘤，是非浸润性导管癌。由于是多个导管内肿瘤灶集合形成的肿瘤，如果范围较广应视为扁平的不规则低回声类型

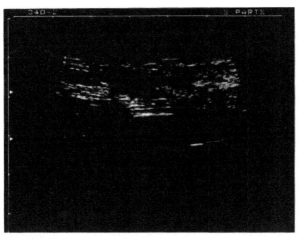

图 7-45　表现为不规则低回声的肿瘤图像。怀疑为乳头管状腺癌或实性管状腺癌。肿瘤局限在乳腺内时，也可与非浸润性导管癌相鉴别

第八节　炎性乳腺癌

一、炎性乳腺癌的临床特征

（1）乳腺癌的一种类型，由于乳腺表现为大范围红肿等临床症状，所以将其命名为炎性乳腺癌。

（2）炎性乳腺癌的组织有多种类型，以硬癌最为多见，约 80%；其次为浸润性小叶癌。

（3）作为组织学特征，大部分病例可见真皮内淋巴管癌栓。

（4）预后极差。

二、炎性乳腺癌的声像图

（1）以明显的皮肤增厚为特征。皮肤回声减低。

（2）肿瘤位置较深，伴有声影，多表现为不清晰的低回声图像。

（3）脂肪组织的回声水平上升，肿瘤与乳腺的分界不清。

①炎性乳腺癌：见图 7-46 至图 7-48。

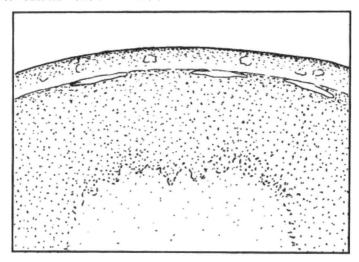

图 7-46 炎性乳腺炎的典型图像

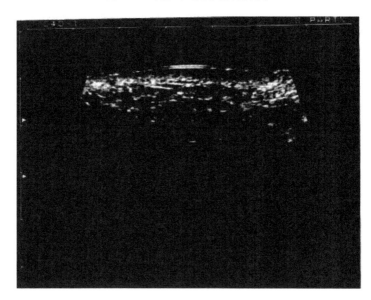

图 7-47 有明显的皮肤增厚特征，病灶为深部较大的浸润性肿瘤，脂肪组织失去正常结构

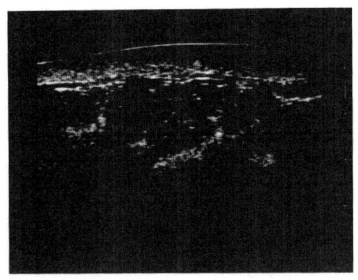

图 7-48　最重要的是将炎性乳腺癌与临床上的乳腺炎相鉴别。这是由于乳腺炎也有皮肤的
　　　　增厚，超声检查时要注意有无深部浸润性肿瘤

第九节　男性乳腺癌

一、男性乳腺癌的临床特征

（1）在全部乳腺癌中，男性乳腺癌不到 1%。

（2）发病平均年龄比女性高 10~15 岁。

（3）肿瘤大部分发生在乳晕的下方，这是由于男性乳晕下方只有瘢痕样组织，没有乳腺其他组织。

（4）男性乳腺癌虽有各种组织学类型，但由于男性乳腺缺少腺小叶，所以小叶癌极少见。

（5）肿瘤容易被发现，由于乳腺组织少，肿瘤早期即可发生局部浸润。

二、男性乳腺癌的声像图

（1）表现为与女性乳腺癌相同的肿瘤图像。

（2）在大部分病例中，病变与皮肤及胸大肌接近，检查时要仔细观察有无浸润。

①男性乳腺癌：见图 7-49 至图 7-51。

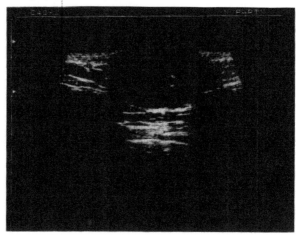

图 7-49　表现为纵横比较高的局限性肿瘤。用女性乳腺癌相同的诊断标准容易对男性乳腺癌做出诊断

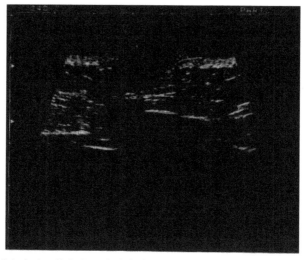

图 7-50　肿瘤浸润皮肤，整个乳头被肿瘤浸润。由于男性乳房极薄，许多病例早期皮肤就出现浸润

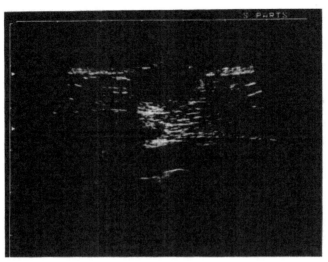

图 7-51　本例表现为基底宽广的肿瘤，诊断为乳腺癌。即使显示为囊肿内乳头状瘤的图像，在男性也应怀疑为乳腺癌

第十节　乳腺癌的其他表现

一、导管内扩散

（1）虽然乳腺癌多向乳头侧的导管内扩散，但肿瘤会向周围其他方向的导管扩散，扫查时仍不能忽视。

（2）见到导管内扩散的病灶回声时，从理论上说很难发现首先扩张的导管。因此，应考虑到实际的扩散范围要比超声扫查得到的扩张范围要大，只有这样的想法才是安全的。

二、皮肤浸润

（1）必要时应鉴别肿瘤只是与皮肤接触，还是已有皮肤浸润。

（2）发生肿瘤浸润时，可观察到真皮的线状回声消失，肿瘤侵入皮肤。多数皮肤的回声水平减低。

三、胸大肌浸润

（1）可见筋膜的回声消失，肿瘤侵入胸大肌。

（2）由于后方回声衰减，不易显示出肿瘤，这时用手握住肿瘤可观察到肿瘤与胸大肌之间的可动性。

四、库柏韧带突起的图像

（1）在乳腺癌的超声图像中有时可见库柏韧带连续地突起。

（2）成因有以下3点：①乳腺癌沿着库柏韧带的间质浸润；②库柏韧带内的导管内肿瘤灶；③库柏韧带内的淋巴管（图7-52至图7-54）。

（3）硬癌、浸润性小叶癌时间质浸润最多。

（4）如果见有非浸润性导管癌应视为导管内肿瘤灶。

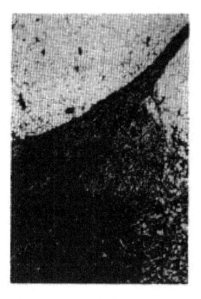 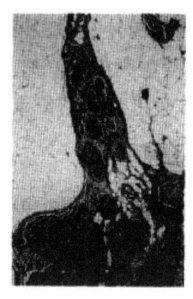

图 7-52 沿库柏韧带的间质浸润　　图 7-53 库柏韧带内的导管内肿瘤灶

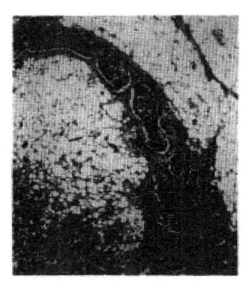

图 7-54　库柏韧带内的淋巴管

①导管内扩散：见图 7-55。

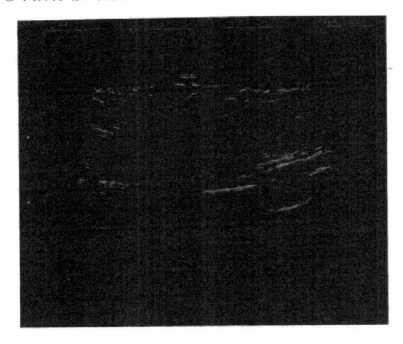

图 7-55　浸润性肿瘤致使乳头侧导管扩张的图像。可见到导管内有回声，怀疑导管内扩散。

由于超声检查可清楚地显示出导管，这时应考虑到肿瘤已经侵入到导管近端

②未见导管内扩散的导管扩张：见图 7-56。

图 7-56　从导管中间型肿瘤向乳头侧扫查，可见内部为无回声的扩张导管，但是在病理组
　　　　织学图中却未见肿瘤在导管内扩散

③皮肤浸润：见图 7-57，图 7-58。

图 7-57　图中为形状不规则的浸润性肿瘤。可见肿瘤的前面已侵及皮肤层；同时也见到库
　　　　柏韧带受到浸润

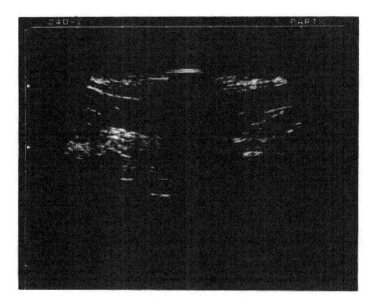

图 7-58　肿瘤侵入皮内，可见皮肤轻度增厚。与肿瘤向上单纯挤压皮肤的图像明显不同

④胸大肌浸润：见图 7-59。

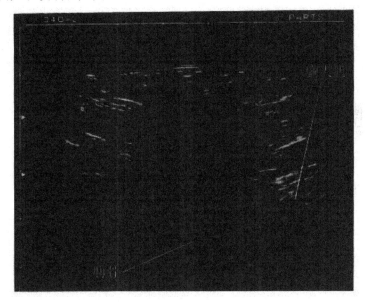

图 7-59　肿瘤从胸大肌浅层大范围地侵及其深部，几乎到达肋骨附近。由于肿瘤后方回声衰减，胸大肌浸润不易清晰显示，应十分仔细地检查

⑤对胸大肌浸润的评价：见图 7-60。

图 7-60　胸大肌浸润的判断。握住肿瘤并观察肿瘤的可动性，由此可判断胸大肌受浸润的程度。在两幅图像中可显示肿瘤与肋骨的位置关系不同

⑥向库柏韧带凸起的图像：见图 7-61，图 7-62。

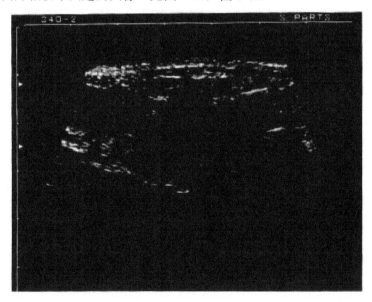

图 7-61　可见肿瘤向前面凸起图像。在浅筋膜浅层连续处可见库柏韧带

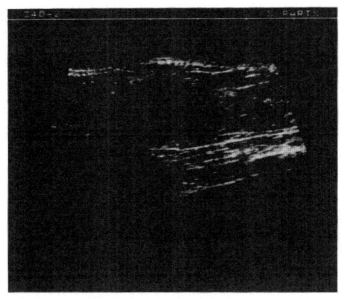

图 7-62　可见从肿瘤沿库柏韧带延伸的回声图像。本例为结缔组织的增生

第十一节　恶性淋巴瘤

一、恶性淋巴瘤的临床特征

（1）乳腺原发的淋巴瘤几乎全部是非霍奇金淋巴瘤，大部分为 B 细胞型淋巴瘤。

（2）肿瘤细胞在原有的导管结构之间包围增殖。

（3）以中、老年女性多发。

（4）肿瘤比较局限，与乳腺癌相比比较柔软。肿瘤的剖面为均匀的实性，呈灰白色或淡黄白色。

二、恶性淋巴瘤的声像图

（1）表现为回声水平非常低的局限性肿瘤。

（2）形状多为类圆形，肿瘤较大时可呈分叶状。

（3）肿瘤细胞致密且透声性好，后方回声增强。

169

（4）上述表现有时与实性管状腺癌、囊肿不易区别。

三、恶性淋巴瘤

恶性淋巴瘤：见图7-63，图7-64。

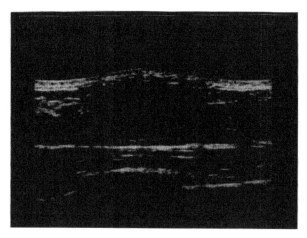

图 7-63　内部回声水平极低、后方回声增强是恶性淋巴瘤的典型图像。如果仔细观察边缘
　　　　部分可以与囊肿相鉴别

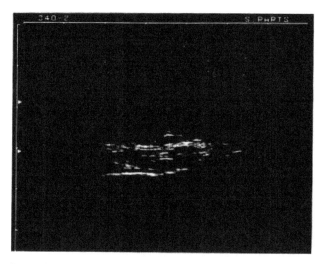

图 7-64　整个乳腺被肿瘤所占据，后方回声增强与实性管状腺癌的形状有很大不同。如果
　　　　想到有可能是乳腺恶性淋巴瘤便可鉴别诊断

第八章　乳腺所属淋巴结的超声检查

第一节　乳腺所属淋巴结的分类

一、乳腺所属淋巴结的名称

（1）腋窝淋巴结。

Ⅰ类：胸小肌外侧缘的外侧。

Ⅱ类：胸小肌背侧及胸大肌之间（Rotter 淋巴结）。

Ⅲ类：胸小肌内侧缘的内侧。

（2）锁骨下淋巴结：最上部的锁骨下淋巴结（Halsted 淋巴结）。

（3）胸骨旁淋巴结。

（4）锁骨上淋巴结。

二、乳腺所属淋巴结的分类

乳腺所属淋巴结的分类见图 8-1。

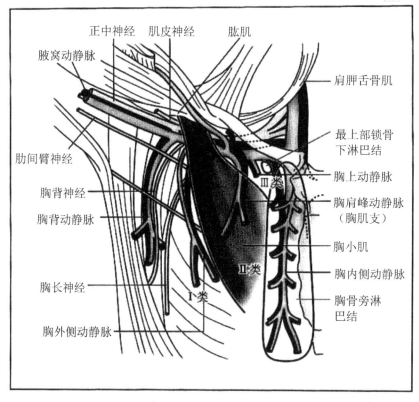

图 8-1　乳腺所属淋巴结的分类

（引自：日本．临床、病理乳腺癌诊疗常规．第 15 版，2004）

第二节　乳腺所属淋巴结的检查方法

一、超声检查

超声检查包括腋窝Ⅰ类、Ⅱ类、Ⅲ类，胸骨旁，锁骨上淋巴结。

二、腋窝淋巴结

（1）Ⅰ类的检查。患者将双腕交叉置于头上，探头放在腋窝处便可检查淋巴结。

（2）Ⅱ、Ⅲ类的检查。检查体位，将两臂分开，手放松置于腰部。在锁骨下横扫时可显示出胸小肌。然后探头向头侧移动可显示出腋静脉，再向头侧倾斜可显示出腋动脉及分出的胸肩峰动脉分叉处。边考虑解剖结构边扫查，在胸小肌的背侧与胸大肌之间显示的淋巴结为Ⅱ类；胸小肌的内侧与胸肩峰动脉根部显示的淋巴结为Ⅲ类（图8-2至图8-4）。

（3）之后可取相同部位进行纵向扫查（图8-5）。

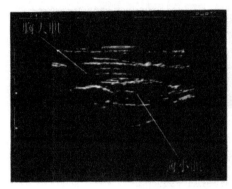

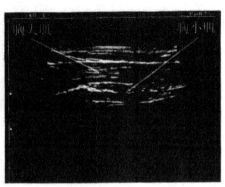

图 8-2　横切面扫查（显示胸小肌）　　　图 8-3　横切面扫查（显示腋静脉）

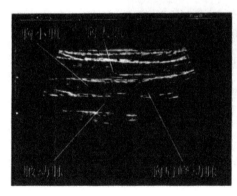

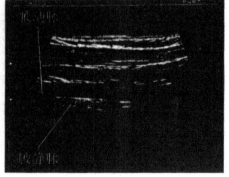

图 8-4　横切面扫查（显示腋动脉）　　　图 8-5　纵切面扫查

三、胸骨旁淋巴结

（1）进行肋间的横切扫查及胸骨旁的纵向扫查。

（2）横切扫查时可显示胸内侧静脉、胸内侧动脉的横切面（图8-6）。

（3）肋间筋膜与胸膜之间的间隙称为乳房区（internal mammary area），在此处可扫查到淋巴结。淋巴结总会位于胸内静脉的内侧、胸内静脉与胸内动脉之间及胸内动脉外侧的某处。

（4）纵扫时清晰显示低回声区是胸内静脉与胸内动脉。扫查淋巴结的位置由此稍稍移动即可（图8-7，图8-8）。

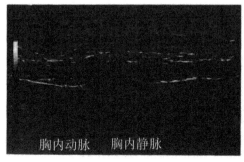

| 图 8-6　横切面扫查 | 图 8-7　纵切面扫查 |

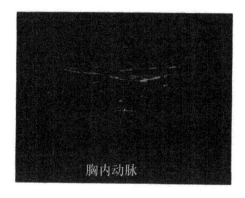

图 8-8　纵切面扫查

四、锁骨上淋巴结

（1）锁骨上淋巴结检查的方法是探头完全置于锁骨上，覆盖死角。

（2）最好使用窄幅的探头。

①正常淋巴结（Ⅰ类）：见图8-9。

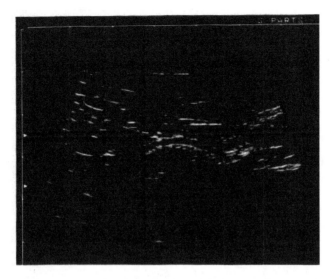

图 8-9 表现为平坦的椭圆形，中心部为强回声。尽管淋巴结较大但低回声区域较窄，可能考虑为良性

②正常淋巴结（Ⅱ类）：见图 8-10。

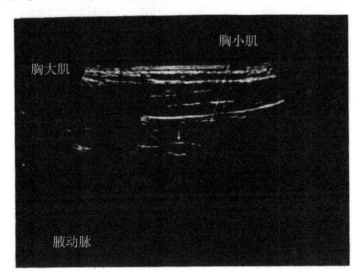

图 8-10 通常，Ⅱ类的淋巴结几乎显示不出来。以笔者的经验，所能显示的正常淋巴结厚度均在 2mm 以内

③Ⅰ类淋巴结转移：见图 8-11，图 8-12。

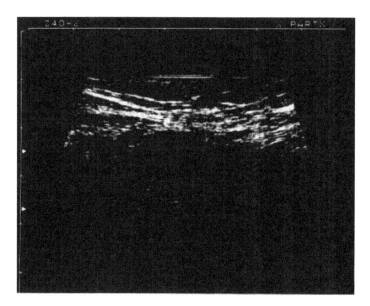

图 8-11 表现为椭圆形低回声，内部未见强回声。比正常淋巴结更容易显示

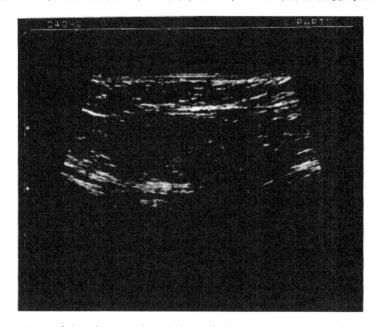

图 8-12 如果低回声部分有不同程度的增厚就应考虑为转移淋巴结，不能单纯用数字表示。整个淋巴结给人以低回声的感觉。本例怀疑为淋巴结转移

④Ⅱ类淋巴结转移：见图 8-13。

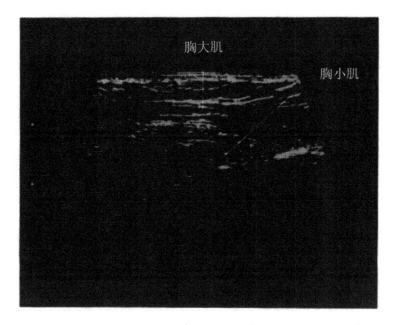

图 8-13　胸小肌的背侧可见 4 个淋巴结，表现为椭圆形、低回声

⑤Rotter 淋巴结转移：见图 8-14A、B。

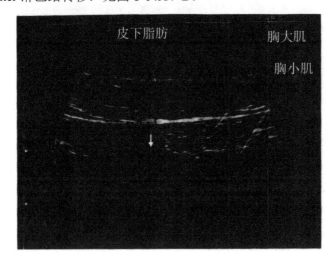

A

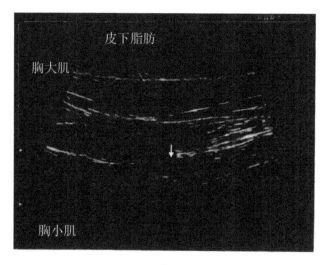

B

图 8-14　胸大肌与胸小肌之间可见肿大的淋巴结

⑥Ⅲ类淋巴结转移：见图 8-15。

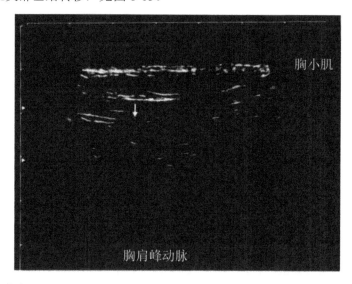

图 8-15　在胸小肌内侧可见纵长型淋巴结（↓），怀疑这个明显的较小的淋巴结为转移淋巴结

⑦胸骨旁淋巴转移：见图 8-16A、B。

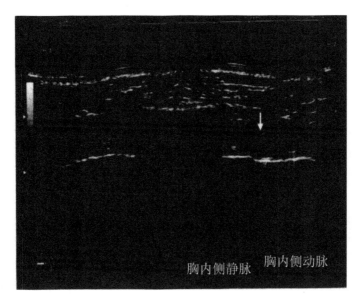

胸内侧静脉　胸内侧动脉

A

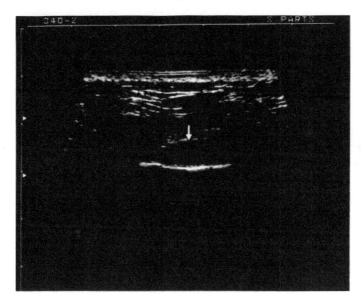

B

图 8-16　横切面扫查时肿大的淋巴结（↓）可在胸内静脉侧的位置清晰显示

⑧容易与胸骨旁淋巴结转移相混淆的正常图像：见图 8-17A、B。

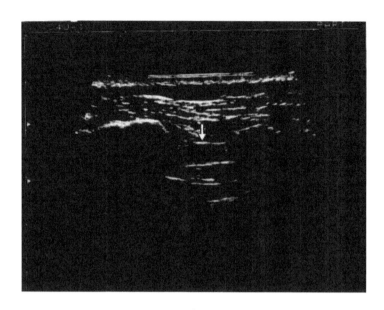

A

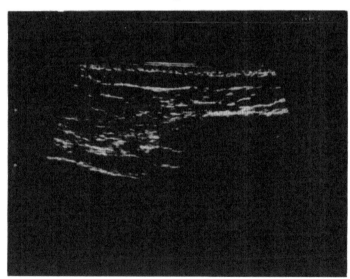

B

图 8-17　肋间可见椭圆形低回声图像（↓），这种情况有时会被认为是肿大的淋巴结，通常淋巴结的位置比较表浅，因此，应考虑为肋间肌的变异

⑨容易与胸骨旁淋巴结转移相混淆的正常图像：见图 8-18。

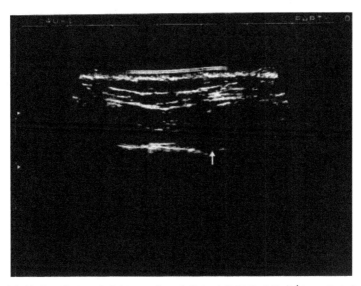

图 8-18　在胸内静脉肋骨附近的头侧，经常可见较粗的纺锤状结构（↑），要注意这种情
　　　　　况下不要与淋巴结混淆

⑩锁骨上淋巴结转移：见图 8-19。

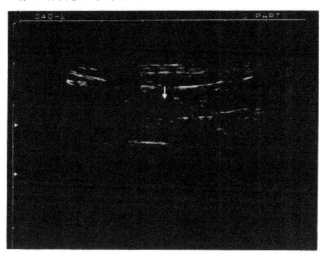

图 8-19　可见纵长的低回声图像（↓），应诊断为锁骨上淋巴结转移